健康快递之
一天一穴

曲 宏◎编著

中国中医药出版社
·北京·

图书在版编目（CIP）数据

健康快递之一天一穴 / 曲宏编著 . —北京：中国中医药出版社，
2014.2（2014.7 重印）

ISBN 978-7-5132-1693-7

Ⅰ . ①健… Ⅱ . ①曲… Ⅲ . ①穴位—图解 Ⅳ . ① R224.4

中国版本图书馆 CIP 数据核字（2013）第 259340 号

中 国 中 医 药 出 版 社 出 版

北京市朝阳区北三环东路 28 号易亨大厦 16 层

邮政编码 100013

传真 010 64405750

北京市荣海印刷厂印刷

各地新华书店经销

*

开本 880×1230 1/16 印张 13 字数 291 千字

2014 年 2 月第 1 版 2014 年 7 月第 2 次印刷

书号 ISBN 978-7-5132-1693-7

*

定价 68.00 元

网址 www.cptcm.com

内 容 提 要

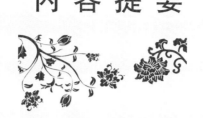

　　本书以中国国家标准《经穴部位》和世界
卫生组织《国际针灸穴名》为依据，按照经络
关系列出常用的特效穴位，配以相应的局部
穴位图，并对每个穴位的所属经络、准确位
置、主治功效及治疗手法加以详细说明，描述
简单明了，清晰准确，很好地解决了穴位定位
及治疗功效的查询难题。此外，还有常见病症
的配穴方案和食疗方法，图文并茂，为读者提
供简便易学的养生方法，以期获得更好的保健
效果。

不论是在拥挤的公交车里、公园的长椅上，
　　还是在床头柔和的灯光下，
　　　每天认真地翻上一页，
　　　　一天学习一个穴位，
　　　　　感受生活的乐趣，
　　　　　现在就开始行动吧！

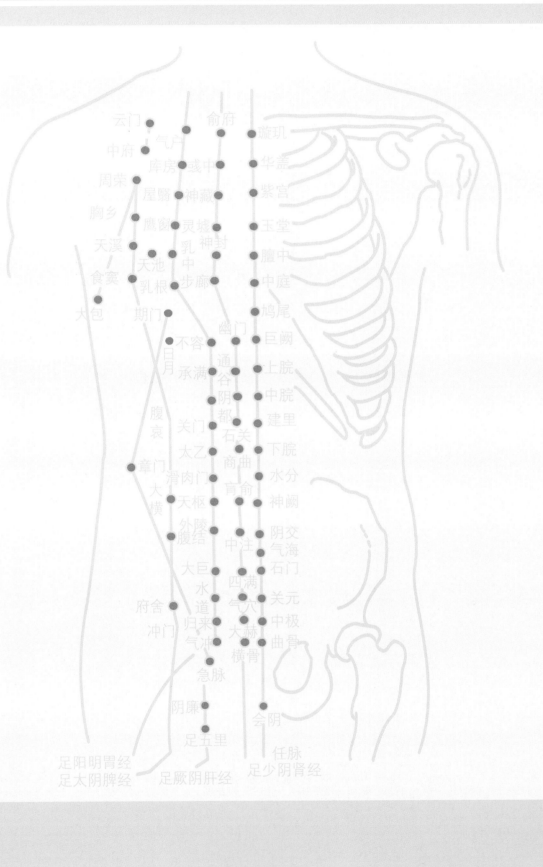

云门
俞府
气户
璇玑
中府
库房　彧中
华盖
周荣
紫宫
屋翳　神藏
胸乡
玉堂
膺窗　灵墟
天溪
乳　神封
膻中
天池　中
乳根　步廊
中庭
食窦
大包
期门
鸠尾
幽门
巨阙
不容
上脘
日　承满　通
月　　谷
中脘
阴
都
建里
腹哀
关门
石关
下脘
太乙
商曲
章门　　　肓俞
水分
滑肉门
大　天枢
神阙
横　外陵
腹结
中注
阴交
气海
大巨
石门
水
四满
关元
府舍
道
气　　中极
冲门　归来　大赫
曲骨
气冲
横骨
急脉
阴廉
会阴
足五里

足阳明胃经
足太阴脾经　　足厥阴肝经　　足少阴肾经　　任脉

目　录

手太阴肺经

手阳明大肠经

目 录

手少阴心经

手太阳小肠经

目 录

手厥阴心包经

手少阳三焦经

足少阳胆经

足厥阴肝经

督　脉

任 脉

手太阴肺经

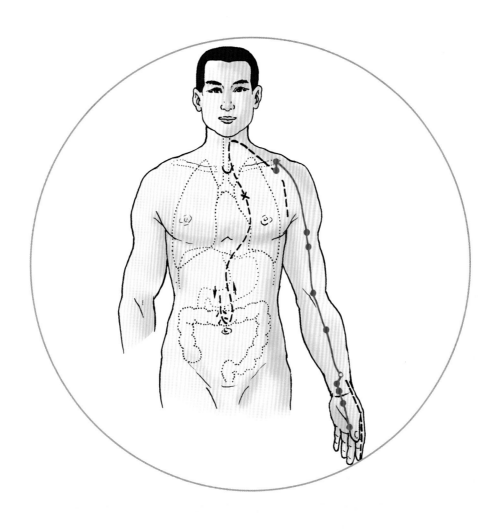

中府——诸般肺疾按中府

中府穴可宣肺止咳，补益化痰，是治疗肺病的要穴，主要治疗急慢性支气管炎、支气管哮喘、咳嗽、肺结核、胸膜炎、心肌梗死等疾病。按摩时用食指或中指尖点、按、揉。

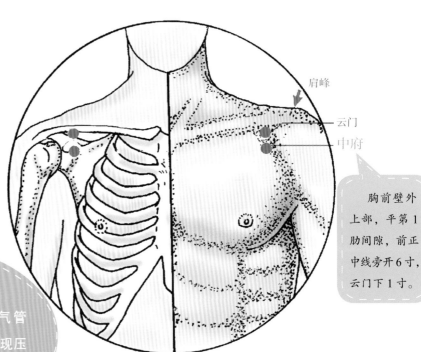

肩峰

云门

中府

胸前壁外上部，平第1肋间隙，前正中线旁开6寸，云门下1寸。

一句话提醒

咳嗽、肺结核、支气管炎等病症，常可在此穴出现压痛，具有一定的诊断价值。

这样配穴有特效

中府 + 肺俞、云门、天府、华盖，治外感咳嗽、哮喘。

中府 + 复溜，治肺热咳嗽。

贴心提示

按摩此穴对缓解咳嗽有帮助。饮食宜清淡，避免刺激性食物，多喝水，多进行户外运动，增强体质。

DIY 百合陈贝炖水梨，可以润肺化痰。

Step1 将百合、陈皮、川贝洗净。

Step2 将水梨洗净、去皮、去心、切片。

Step3 将以上材料放入炖盅内，加适量水炖3小时后，放入适量冰糖，搅匀即成。

Step4 可当饭后点心或下午茶食用。

天府——治疗哮喘气管炎

天府穴有通宣理肺、清热利湿的作用，可以治疗急慢性支气管炎、支气管哮喘、咳嗽、上消化道出血、鼻出血、白癜风、神思恍惚等病症。按摩时用拇指尖点、按、揉。

上臂内侧，肱二头肌桡侧缘，腋前纹头下3寸。

1/3

2/3

天府

侠白

一句话提醒
此穴有安神定志的作用，注意力不易集中的人可以时常掐按此处，对提神有帮助。

这样配穴有特效

天府 + 臑会、气舍，治咽喉肿痛。

天府 + 合谷，治鼻衄（鼻出血）。

贴心提示

按摩此穴对缓解哮喘有帮助，饮食应清淡又富有营养，少吃辛辣油腻或过甜、过咸的食物。

DIY 茯苓大枣杏仁粥，可以祛湿健脾，脾健则痰不易生。

Step1 准备茯苓 15 克，大枣 10 克，甜杏仁（研碎）25 克，粳米 60 克。

Step2 将以上诸料洗净，共入锅中，慢火煮粥。

Step3 待粥凉即可食用。

尺泽——清肺化痰配肺俞

尺泽穴有清热润肺、滋阴降火、止咳、宣肺利水的功效，主要治疗咳嗽、支气管哮喘、肺炎、肺结核、咯血、支气管炎、扁桃体炎、胸膜炎、肘关节炎、尿频、丹毒等病症。按摩时用拇指尖点、按、揉。

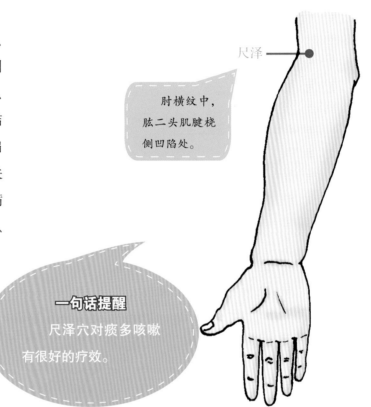

尺泽

肘横纹中，肱二头肌腱桡侧凹陷处。

一句话提醒

尺泽穴对痰多咳嗽有很好的疗效。

这样配穴有特效

尺泽＋肺俞、天突、膻中、丰隆，治哮喘。

尺泽＋侠白，治咽喉肿痛。

贴心提示

按摩此穴有利于缓解各种咳嗽症状。咳嗽病人饮食应清淡。

DIY橄榄雪梨煲瘦肉汤，可以清咽利喉、生津止咳、清肺润燥。

Step1 将橄榄洗净，用刀背稍拍扁雪梨。

Step2 打湿雪梨，用盐揉搓两三分钟，洗净，切瓣，去核。

Step3 瘦肉洗净，切块，汆水捞起。

Step4 煮沸清水，放入橄榄、雪梨、瘦肉和姜片，武火煮20分钟，转文火煲一个半小时，下盐调味即可食用。

孔最——咳血快速缓解穴

孔最穴有清热止血、润肺理气的作用，主要治疗肺炎、肺结核咯血、支气管炎、支气管哮喘、咽喉炎、失语症、肘臂痛、手指关节炎。按摩时用拇指尖点、按、揉。

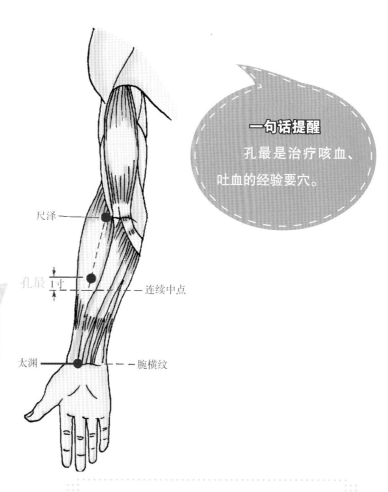

尺泽

孔最 1寸 —— 连续中点

太渊 —— 腕横纹

一句话提醒
孔最是治疗咳血、吐血的经验要穴。

前臂掌面桡侧，尺泽与太渊连线上，腕横纹上 7 寸。

这样配穴有特效

孔最＋风池、肺俞、尺泽、外关，治急性支气管炎。

孔最＋喑门，治失音。

贴心提示

按摩此穴可以缓解支气管炎的症状。支气管炎病人应注意环境卫生，避免空气或粉尘污染，饮食宜清淡。

DIY 枇杷叶粥，可清肺化痰，对急性支气管炎有帮助。

Step1 枇杷叶 10 ～ 15 克，粳米 100 克，冰糖适量。

Step2 将枇杷叶用纱布包好，放入砂锅内，加水 200 克，煎至 100 克。

Step3 去渣，入粳米、冰糖，再加水 600 克，煮成稀薄粥。

Step4 每日早、晚服用。

列缺——头项疾病寻列缺

列缺穴有清肺止咳、宣肺利水、清热滋阴、润燥生津之功效。主治感冒、偏头痛、三叉神经痛、咽喉肿痛、过敏性鼻炎、急慢性鼻炎、支气管炎、高血压病、中风后遗症、口眼㖞斜、荨麻疹、吐血、尿血、四肢暴肿等病症。按摩时用拇指尖点、按、揉。

前臂桡侧缘，桡骨茎突上方，腕横纹上1.5寸。

列缺

一句话提醒

中风引起的半身不遂、口眼㖞斜宜选此穴调理。

这样配穴有特效

列缺＋外关、头维、后顶，治外感头痛。

列缺＋迎香、上星、风池，治鼻炎。

贴心提示

按摩此穴对鼻炎患者有帮助。鼻炎患者禁食辛辣、烟、酒、鱼腥食物，加强体育锻炼，预防感冒。

DIY 辛夷花煮鸡蛋，可以祛风通窍。

Step1 取鸡蛋2个（100克），辛夷花15克。

Step2 将鸡蛋煮熟，剥去外壳，刺数个小孔待用。

Step3 将辛夷花放入砂锅中，加清水两碗，煎至剩汤一碗。

Step4 将鸡蛋放入药汁中煮沸片刻即成，饮汤吃蛋。

经渠——常揉经渠气顺畅

经渠穴有宣肺利咽、降逆平喘的作用，主要治疗食道痉挛、膈肌痉挛、扁桃体炎、支气管哮喘、肺热风寒咳嗽、胸痛、胸背痛、掌中热、足心痛。按摩时用拇指尖点、按、揉。

前臂掌面桡侧，腕横纹上1寸。

列缺　经渠

腕横纹

一句话提醒

经渠是治疗慢性咳逆、哮喘等疾病的经验穴。

这样配穴有特效

经渠＋天突、膻中、肺俞、鱼际，治风寒咳嗽。

经渠＋合谷、少商、尺泽，治扁桃体炎。

贴心提示

按摩此穴可以缓解扁桃体炎的症状，饮食宜清淡，忌辛辣。

DIY 金银花粥，可以清热解毒、宣散风热，对治疗扁桃体炎有帮助。

Step1 取金银花 15 克，粳米 100 克，白糖适量。

Step2 金银花清洗干净后，放入适量的清水中浸泡 5 ~ 10 分钟，然后水煎取汁。

Step3 在金银花汁中放入粳米，用中火煮成粥，加入适量的白糖，即可食用。

Step4 每日 2 次，连续服用 3 ~ 5 天。

太渊——定喘止咳好帮手

太渊穴可以纳气定喘，清肺止咳，利肺化痰，滋养肺阴，是治疗咳血、呕血病症的要穴。主要治疗百日咳、肺结核、急慢性支气管炎、支气管哮喘、肺气肿、咳血、吐血、痰多、慢性鼻窦炎、心肌梗死、无脉症、手腕疼痛无力等病症。按摩时用拇指尖点、按、揉。

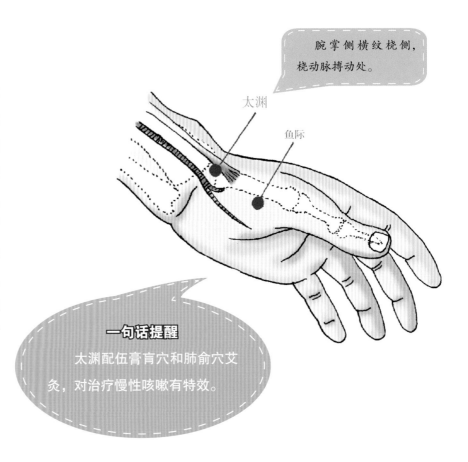

腕掌侧横纹桡侧，桡动脉搏动处。

太渊

鱼际

一句话提醒

太渊配伍膏肓穴和肺俞穴艾灸，对治疗慢性咳嗽有特效。

这样配穴有特效

太渊＋尺泽、鱼际、肺俞、膈俞，治咳血。

太渊＋肺俞、脾俞、尺泽，治慢性支气管炎。

贴心提示

按摩此穴有助于治疗慢性支气管炎。此类患者应注意防寒，避免感冒，戒烟，增加饮食营养，提高抵抗力。

DIY猪肺薏仁粥，可健脾益气，润肺止咳，对慢性支气管炎有疗效。

Step1 猪肺200克，薏苡仁50克，粳米100克，食盐、生姜、料酒少许。

Step2 将猪肺洗净，加清水、料酒，煮至七成熟时捞出，切成方丁。

Step3 将薏苡仁、粳米洗净，与猪肺丁、姜末、食盐、料酒一同放入锅中。

Step4 先用武火煮沸，再改用文火炖，待米粒烂熟后即可食用。

鱼际——小儿消化有保障

鱼际穴有清肺泻热、化痰止咳、宣肺理气、滋阴润肺之功效，可以治疗小儿疳积、发热、头痛、咳嗽、支气管哮喘、肺结核、咽喉炎、失音、心动过速、多汗症、乳房肿痛、神经官能症等疾病。按摩时用拇指尖点、按、揉。

拇指本节后凹陷处，第一掌骨中点，赤白肉际处。

太渊

鱼际

一句话提醒

鱼际穴对于胃气上逆造成的胃胀、消化不良，有较好的疗效。

这样配穴有特效

鱼际＋大椎、风池、合谷、风门，治上呼吸道感染。

鱼际＋肺俞、列缺、尺泽、合谷，治外感咳嗽、哮喘。

贴心提示

按摩此穴对上呼吸道感染的患者有帮助。此类患者应注意通风，饮食清淡，多喝水，多吃水果和蔬菜。

DIY 红枣炖南瓜，可以祛风散寒、补中益气、止咳平喘。

Step1 取南瓜 300 克，红枣 25 克，红糖 20 克。

Step2 将南瓜洗净、切小块，红枣洗净、去核，同入砂锅中。

Step3 加适量清水，并放入红糖，炖至南瓜熟透即可。

少商——点刺放血清肺热

少商穴有通肺气、清肺热、利咽喉、开窍醒神的作用。主要治疗休克、中暑、小儿惊风、脑出血、肺炎、支气管炎、咽喉炎、急性扁桃体炎、流行性腮腺炎、盗汗、食道狭窄、鼻出血、血虚口渴等病症。按摩时用拇指指甲掐、按。

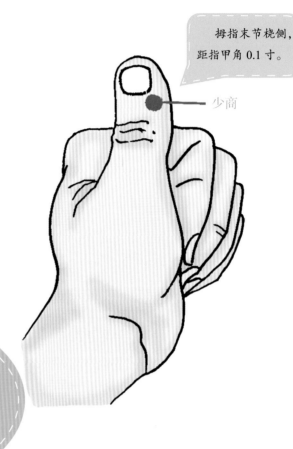

拇指末节桡侧，距指甲角 0.1 寸。

少商

一句话提醒

按揉少商可缓解心烦、咳逆、呕吐等病症。

这样配穴有特效

少商＋商阳、中冲、关冲、少冲，治中风昏迷。

少商＋合谷、大陵、关冲、尺泽，治中暑。

贴心提示

按摩此穴可以缓解中暑症状。夏季中暑后需补充盐分及水分，少吃高油高脂的食物。

DIY 红糖绿豆沙，可以清热解毒。

Step1 取绿豆 100 克，红糖 25 克。

Step2 将绿豆煮烂，用勺在锅中捣碎如泥。

Step3 以文火煮至无汤，加红糖调味即成。

手阳明大肠经

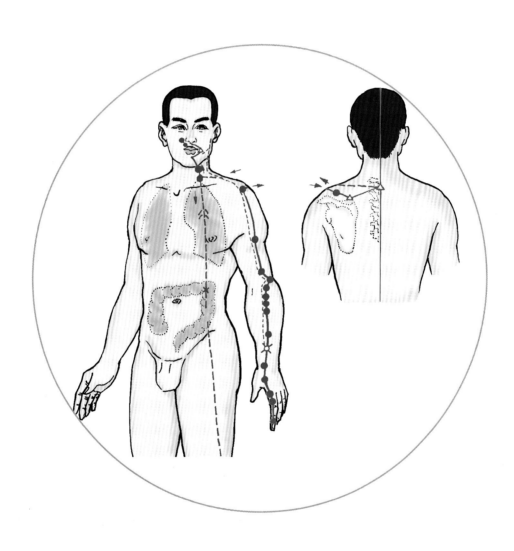

商阳——中风晕厥不慌张

商阳穴可以清火解毒，消肿止痛，开窍苏厥。主要治疗休克、中风昏迷、晕厥、脑出血、咽喉炎、口腔炎、腮腺炎、牙痛、牙周炎。按摩时用拇指指甲掐、按。

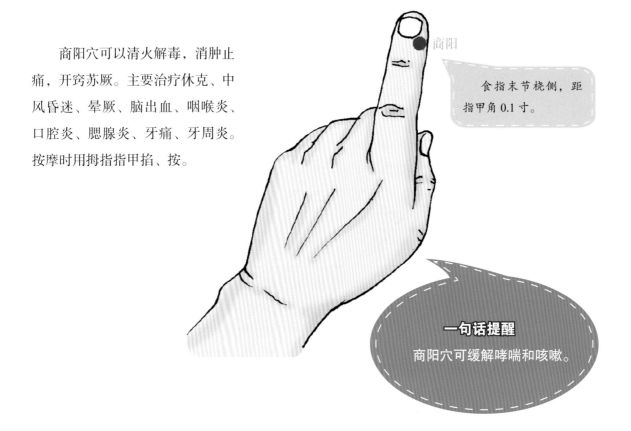

商阳

食指末节桡侧，距指甲角 0.1 寸。

一句话提醒

商阳穴可缓解哮喘和咳嗽。

这样配穴有特效

商阳＋廉泉、天突、合谷、扶突，治咽炎。

商阳＋少商、中冲、关冲、少冲，治中风昏迷。

贴心提示

按摩此穴可以缓解咽炎的症状。咽炎患者忌辛辣、油炸食物，多吃富含 B 族维生素的食物。

DIY 蕹菜荸荠汤，可以清热解毒、润肺化痰。

Step1 蕹菜 250 克，荸荠 50 克，冰糖 10 克。

Step2 蕹菜洗净、切碎；荸荠洗净、去皮。

Step3 蕹菜、荸荠同放在汤锅内，加水适量；武火煮沸后改用文火，煎煮 30 分钟，加入冰糖即成。

三间——牙痛从此不眷顾

三间穴有清热解毒、利咽喉、散目翳的作用。主要治疗牙痛、扁桃体炎、腮腺炎、眼睑痛痒、胃肠炎、失语症。按摩时用拇指尖点、按、揉。

微握拳，食指本节（第 2 指掌关节）后，桡侧凹陷处。

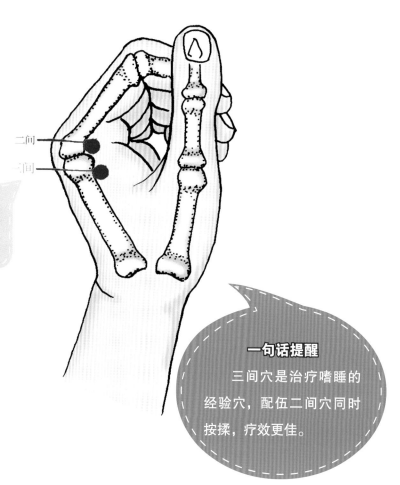

二间

三间

一句话提醒

三间穴是治疗嗜睡的经验穴，配伍二间穴同时按揉，疗效更佳。

这样配穴有特效

三间 + 神阙、水分，治腹泻。

三间 + 承浆、合谷、颊车，治牙痛。

贴心提示

按摩此穴可以缓解牙痛，此时不要吃过冷、过热、过硬及辛辣的食物，多吃蔬菜水果。

DIY 番茄梨汁，有清热生津、健胃润燥之效。

Step1 番茄 300 克，梨 300 克。

Step2 将番茄、梨洗净去皮，取汁后混匀即可饮用。

Step3 每日 1 次，连饮 7 日。

合谷　　健康长寿大药箱

合谷穴有镇静止痛、通经活经、清热解表之功效。主要治疗外感发热、小儿惊风、鼻窦炎、鼻出血、牙周炎、扁桃体炎、咽喉炎、面神经炎、三叉神经痛、高血压病、半身不遂、失语症、闭经、便秘、皮肤病。按摩时用拇指尖点、按、揉。

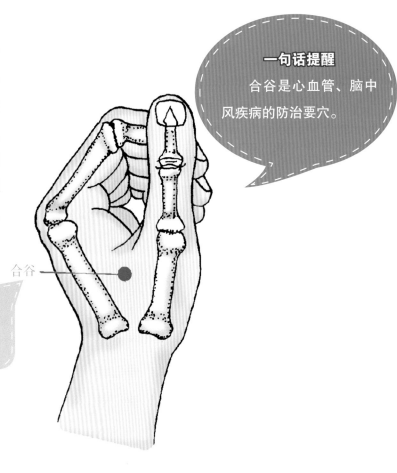

一句话提醒
合谷是心血管、脑中风疾病的防治要穴。

合谷

手背，第1、2掌骨间，第2掌骨桡侧中点处。

这样配穴有特效

合谷＋大椎、风池、外关，治感冒。

合谷＋照海、大敦，治便秘。

合谷＋太冲，清大肠之热、泻肝火。

贴心提示

按摩此穴可以缓解感冒症状，饮食宜清淡、少油腻，少食多餐，注意补充水分和维生素。

DIY 地瓜葛根煎，可以发表解肌，解热生津。

Step1 地瓜 100 克，葛根（干）50 克。

Step2 地瓜洗净、切片，与葛根一起入锅，加适量水煎，去渣即成。

阳溪——治疗头痛除眼疾

阳溪穴有清热散风、通利关节的作用。主要治疗目赤、目痛、头痛、牙痛、扁桃体炎、咽喉肿痛、腱鞘炎、偏瘫、小儿消化不良、手腕疼痛无力。按摩时用拇指尖点、按、揉。

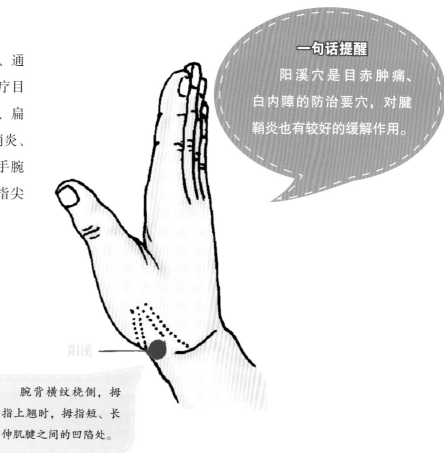

一句话提醒
阳溪穴是目赤肿痛、白内障的防治要穴，对腱鞘炎也有较好的缓解作用。

阳溪

腕背横纹桡侧，拇指上翘时，拇指短、长伸肌腱之间的凹陷处。

这样配穴有特效
阳溪＋丰隆、解溪，治偏头痛。
阳溪＋阳谷，治眼睛红肿、疼痛。

贴心提示
按摩此穴有助于治疗偏头痛。此类患者应避免过度劳累，保持规律生活，加强锻炼，提高免疫力。

DIY 菊花白芷茶，可疏风清热、解痉止痛。

Step1 菊花、白芷各9克。

Step2 将菊花和白芷一起研成细末。将此药末用开水冲泡后代茶饮用。

Step3 每日饮1剂，分数次饮用。

下廉 ——肠胃调理清道夫

下廉穴可调理肠胃，通经活络，清热安神。主要治疗胃热不食、消化不良、腹痛、腹胀、唇干、流涎、咳嗽、支气管哮喘、胸膜炎、乳腺炎、肘臂痛、前臂及肘部肿瘤。按摩时用拇指尖点、按、揉。

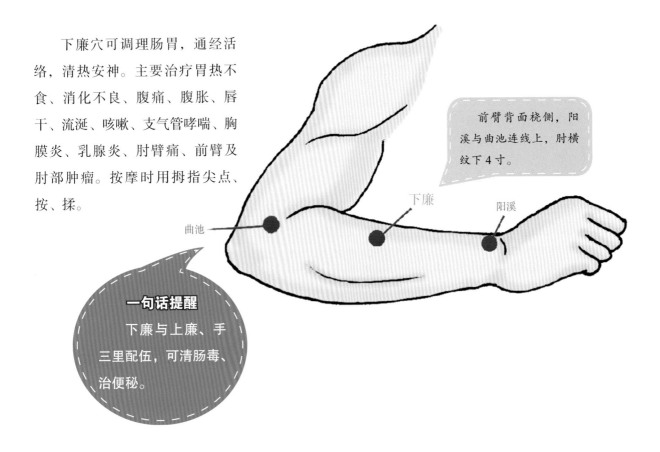

前臂背面桡侧，阳溪与曲池连线上，肘横纹下 4 寸。

曲池 下廉 阳溪

一句话提醒
下廉与上廉、手三里配伍，可清肠毒、治便秘。

这样配穴有特效

下廉＋悬钟，治食欲不振。

下廉＋幽门、太白，治腹泻便血。

贴心提示

按摩此穴可以改善食欲不振的症状。此类患者平时应规律生活，适量运动，科学膳食。

DIY 莲子鸡丁，可以补肾健脾、养心强身。

Step1 鸡肉 250 克，莲子 100 克，香菇 20 克，水发玉兰片 20 克，火腿 20 克，鸡蛋（取蛋清）1 个，盐、料酒各适量。

Step2 鸡肉洗净、切丁，用蛋清拌匀；香菇、玉兰片、火腿洗净，切小块；莲子煮熟。

Step3 鸡丁用热油滑至七成熟，再加上述原料和调料，炒熟即可。

手三里——提高免疫身自强

手三里穴有通经活络、清热明目、调理肠胃之功效。主要治疗感冒、口腔炎、腹痛、腹泻、肠炎、乳腺炎、高血压病、上肢麻痹、半身不遂、肩臂痛、肘关节炎。按摩时用拇指尖点、按、揉。

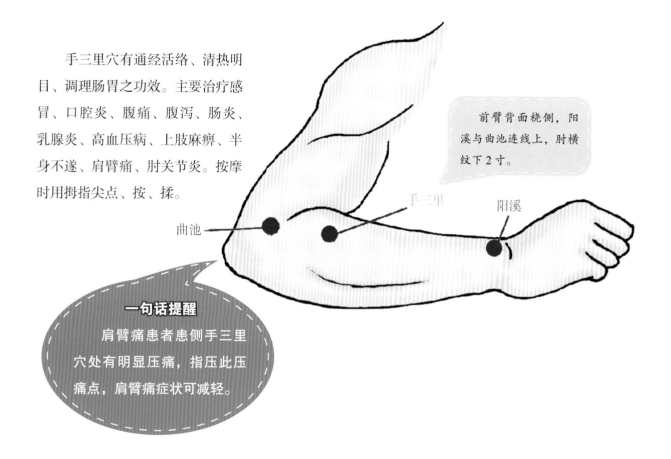

前臂背面桡侧，阳溪与曲池连线上，肘横纹下 2 寸。

曲池　　手三里　　阳溪

一句话提醒
肩臂痛患者患侧手三里穴处有明显压痛，指压此压痛点，肩臂痛症状可减轻。

这样配穴有特效

手三里 + 曲池、肘髎、合谷，治肱骨外上髁炎（网球肘）。

手三里 + 肾俞、脾俞、足三里，治妊娠水肿。

贴心提示

按摩此穴可以缓解肘臂疼痛。此时要注意休息，避免会引起疼痛的活动，可使用护具对肘臂进行保护。

DIY 防风粥，可以祛风解表、散寒止痛（关节红肿者不宜服用）。

Step1 防风 15 克，粳米 50 克，葱白 2 茎。

Step2 将防风、葱白煎取药汁，去渣备用。

Step3 粳米煮粥，待粥熟时加入药汁，煮成稀粥食用。

Step4 早、晚空腹食用，连服 3 天。

曲池——排毒养颜不可缺

曲池穴有清热解表、清热利湿、消肿止痛之功效。主要治疗咽喉肿痛、目赤肿痛、高血压病、中风后遗症、肩周炎、肘关节炎、荨麻疹、皮肤病。按摩时用拇指尖点、按、揉。

一句话提醒

曲池配伍合谷穴，可以达到通腑泻热之功效。

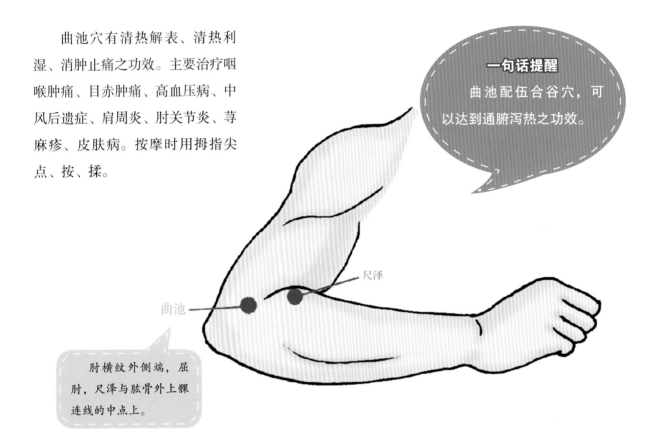

尺泽

曲池

肘横纹外侧端，屈肘，尺泽与肱骨外上髁连线的中点上。

这样配穴有特效

曲池＋大椎、合谷、阴陵泉、三阴交，治牛皮癣。

曲池＋合谷、阳陵泉、委中，治风湿性关节炎。

贴心提示

按摩此穴对牛皮癣患者有帮助。此类患者应忌辣椒、海鲜、羊肉等辛腥发散的食物，忌烟酒。

DIY 凉拌苦瓜，可以清热泻火，对血热风燥证的牛皮癣患者有帮助。

Step1 苦瓜 200g，香油、食盐少许。

Step2 将苦瓜洗净、去瓤，切丝焯过，加入香油、盐，拌匀即可。

肘髎——舒筋活络网球肘

肘髎穴可祛风散寒，通络定痛。主要治疗肘臂痛、肘关节炎、肘关节劳损、中风后遗症、上肢瘫痪、手麻痹。按摩时用拇指尖点、按、揉。

一句话提醒
肘髎配伍臂臑穴，对肘臂酸痛、不能上举的病症有很好的疗效。

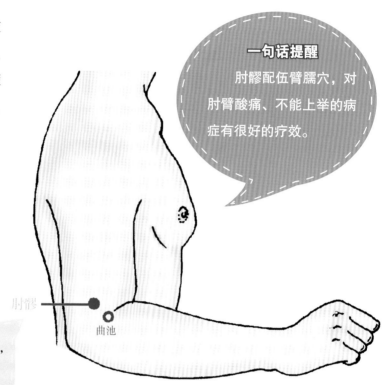

肘髎

曲池

上臂外侧，屈肘，曲池上1寸。

这样配穴有特效

肘髎＋曲池、手三里、合谷，治肱骨外上髁炎（网球肘）。

肘髎＋曲池、支沟、腕骨、臑会，治手麻痹。

贴心提示

按摩此穴对网球肘患者有帮助。此类患者要少吃油腻、煎炸食物，忌烟、酒及辛辣刺激性食物。

DIY 神仙粥，可以祛风散寒（关节红肿者禁用）。

Step1 生姜5克，糯米50克，连须葱7茎，米醋15克。

Step2 糯米淘净，与生姜同入砂锅内煮沸，再放葱白，待粥熟后加入米醋，调匀即可食用。

臂臑——青光弱视揉臂臑

臂臑穴有通经活络、清热明目、理气散结的作用。主要治疗肩臂疼痛不举、肩周炎、结膜炎、角膜炎、屈光不正、色弱、甲状腺功能亢进、颈淋巴结炎。按摩时用中指或拇指尖点、按、揉。

上臂外侧，三角肌止点，曲池上 7 寸。

臂臑

手五里

曲池

一句话提醒

臂臑配伍肘髎穴是治疗肘臂疾病的经验方。

这样配穴有特效

臂臑 + 臑俞，治肩臂疼痛不举。

臂臑 + 强间，治颈项强急。

贴心提示

按摩此穴可以缓解肩臂疼痛不举。此类患者要避免肩臂受寒，经常做些"爬墙"之类的活动。

DIY 蛇肉汤，可以祛风散寒、活络止痛。

Step1 乌蛇肉 100 克，胡椒粉、盐、生姜各适量。

Step2 乌蛇肉、生姜加适量水同入砂锅，武火煮沸后再改文火炖，直至蛇肉烂熟。

Step3 以盐、胡椒粉调味，肉、汤同食。

肩髃——肩周保养有保障

肩髃穴可以舒筋活络，疏散风热。主要治疗肩周炎、肩臂痛、颈椎病、肘关节炎、风湿性关节炎、荨麻疹、颈淋巴结炎、甲状腺肿、多汗症、中风、半身不遂。按摩时用中指或拇指尖点、按、揉。

肩部，三角肌上，手臂外展呈水平位时，肩前凹陷处。

肩髃

一句话提醒

人过中年，肩部易受寒。常灸此穴可防治肩臂部位的疾病。

这样配穴有特效

肩髃 + 风门、中渚、大杼，治肩背肿痛。

肩髃 + 风池、大椎、肩井，治颈椎病。

贴心提示

按摩此穴对颈椎病患者有帮助。此类患者应多食富含钙、蛋白质、B 族维生素、维生素 C 和维生素 E 的食物。

DIY 天麻炖鱼头，可补益肝肾、祛风通络。

Step1 天麻 10 克，鲜鳙鱼头 1 个，生姜 3 片，盐适量。

Step2 天麻、鳙鱼头、生姜放炖盅内，加清水适量，隔水炖熟，入盐调味即可。

迎香——治疗鼻炎之要穴

迎香穴可以宣肺热、通鼻窍、清利头目。主要治疗鼻炎、鼻窦炎、过敏性鼻炎、鼻出血、鼻息肉、鼻塞、感冒、面部浮肿、口眼㖞斜、面神经麻痹、丹毒。按摩时用食指或中指尖点、按、揉。

一句话提醒
此穴是治疗鼻炎之要穴。

迎香
禾髎

面部，鼻翼外缘中点旁。

这样配穴有特效

迎香＋上星、列缺、风池，治鼻炎。

迎香＋阴郄，治鼻衄（鼻出血）。

贴心提示

按摩此穴对鼻炎患者有帮助。此类患者应戒除烟酒，忌食油腻及辛辣刺激性食物，多吃蔬菜和水果。

DIY 藕汁蜜糖露，可以清热凉血、润肺止咳。

Step1 用鲜藕适量洗净，榨汁 100 ～ 150 毫升，加入蜂蜜 15 ～ 30 克，调匀内服。

Step2 每日 1 次，连服数天。

足阳明胃经

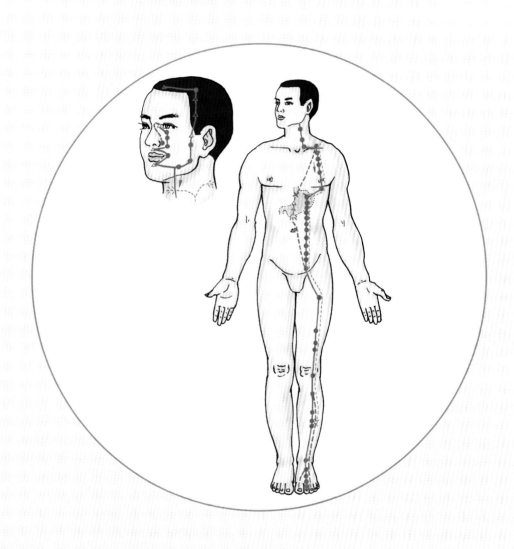

承泣——迎风流泪按承泣

承泣穴有散风清热、明目止泪的功效。主要治疗近视、白内障、迎风流泪、青光眼、结膜炎、角膜炎、视神经炎、夜盲、屈光不正、目赤肿痛、口眼喎斜。按摩时用食指或中指尖点、按、揉。

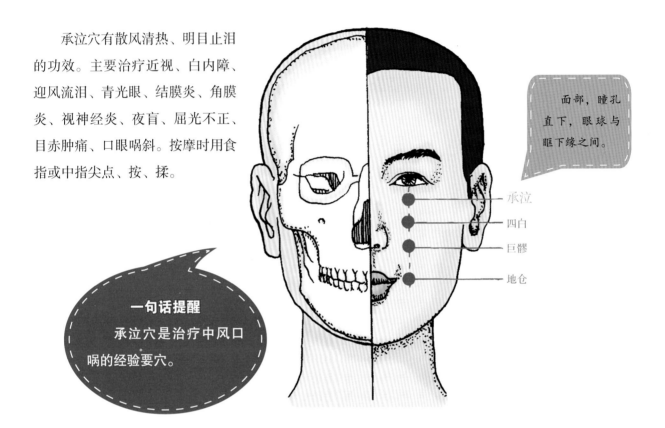

面部，瞳孔直下，眼球与眶下缘之间。

承泣
四白
巨髎
地仓

一句话提醒
承泣穴是治疗中风口喎的经验要穴。

这样配穴有特效

承泣 + 攒竹、睛明、四白，治近视。

承泣 + 睛明、瞳子髎、合谷，治迎风流泪。

贴心提示

按摩此穴可以防治近视。近视患者应常吃鱼类、谷类、柑橘类水果以及红色果实，少吃甜食和全脂奶酪。

DIY 猪肝枸杞汤，可以滋补肝肾、益精明目。

Step1 猪肝 100 ~ 200 克，枸杞子 30 克，食盐适量。

Step2 猪肝切片，与枸杞子同入锅中，加适量水煮半小时，以食盐调味即成。

四白——双目明亮常按揉

四白穴可祛风明目，活血通络。主要治疗近视、夜盲、目赤肿痛、结膜瘙痒、角膜炎、鼻炎、鼻窦炎、面瘫。按摩时用食指或中指尖点、按、揉。

一句话提醒
四白穴是治疗白内障、近视等眼科疾病的重要穴位。

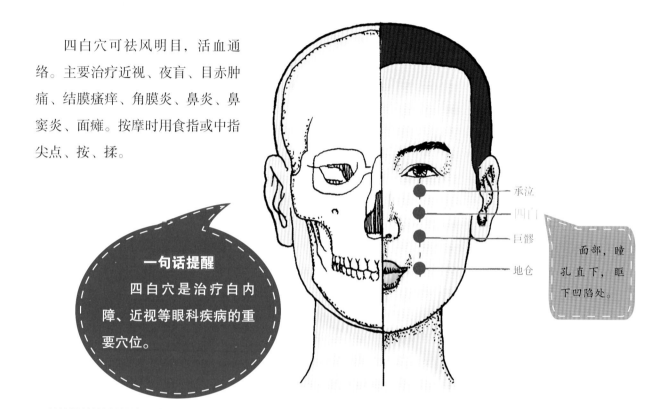

承泣
四白
巨髎
地仓

面部，瞳孔直下，眶下四陷处。

这样配穴有特效

四白 + 攒竹、光明、睛明、风池，治夜盲症。

四白 + 阳白、地仓、风池、合谷，治面瘫。

贴心提示

按揉四白穴对眼部保健有很大的帮助。饮食上应多吃富含维生素 A 和胡萝卜素的食物，如动物肝脏、蛋黄、胡萝卜、菠菜、枸杞子等。

DIY 银耳枸杞明目汤，可以补肝益肾、明目养颜。

Step1 鸡肝 100 克，银耳、枸杞子各 15 克，茉莉花 24 朵，料酒、姜汁、盐各适量。

Step2 鸡肝洗净、切薄片，放入碗内，用料酒、姜汁、盐拌匀待用。

Step3 银耳洗净、撕小片，用清水浸泡；枸杞子洗净；茉莉花择洗干净后入盘中。

Step4 将锅置火上，放入清汤、料酒、姜汁、盐，随即下入银耳、鸡肝、枸杞子烧沸，撇去浮沫。待鸡肝刚熟，装入碗内，将茉莉花撒入碗内即成。

颊车——消肿清火治口疮

颊车穴可以清泻胃火，消肿止痛。主要治疗牙痛、牙髓炎、口腔炎、腮腺炎、口眼㖞斜、面部神经麻痹、三叉神经痛。按摩时用中指或拇指尖点、按、揉。

下关

颊车

面颊部，下颌角前上方一横指（中指），咀嚼时咬肌隆起，按之凹陷处。

一句话提醒
中风不语症宜在颊车穴艾灸，效果良好。

这样配穴有特效

颊车＋合谷、下关、外关，治牙髓炎。

颊车＋听会、地仓，治口眼㖞斜。

贴心提示

按摩此穴对牙髓炎患者有帮助。此类患者应忌冷、热、酸、甜及一切辛辣、刺激性食物，粗糙、油炸和坚硬的食物也应避免，忌酒及刺激性饮料。

DIY 银耳麦冬猪肘响螺汤，可以清热降火、滋降生津。

Step1 银耳、麦冬各20克，响螺300克，猪肘肉120克，陈皮5克，盐3克。

Step2 银耳用水浸发，洗净；响螺去壳取肉，去肠脏，洗净切片；麦冬、陈皮和猪肘肉分别用水洗净。

Step3 用适量水，武火烧开，放入麦冬、陈皮、响螺和猪肘肉；等水再开，用中火煲约2小时。

Step4 放入银耳，煲约30分钟；加盐调味，即可饮用。

下关——恢复听力有功效

下关穴可以清泻胃火，消肿止痛。主要治疗耳鸣、耳聋、耳痛、中耳炎、牙痛、牙龈炎、口眼㖞斜、三叉神经痛、下颌关节紊乱症、面神经麻痹。按摩时用中指或拇指尖点、按、揉。

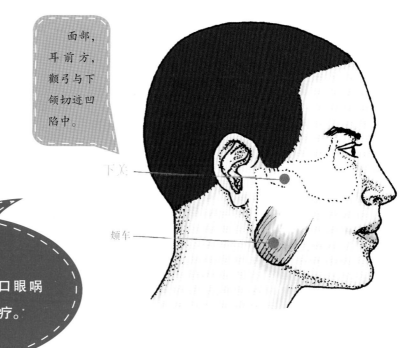

面部，耳前方，颧弓与下颌切迹凹陷中。

下关

颊车

一句话提醒
因中风引起的口眼㖞斜，可按揉下关穴治疗。

这样配穴有特效

下关 + 阳溪、关冲、液门、阳谷，治耳聋耳鸣。

下关 + 四白、颊车、合谷、地仓，治面神经麻痹。

贴心提示

按揉下关穴对牙痛、耳痛、面痛、三叉神经痛等多种疼痛有很好的缓解作用。饮食上可多食健脾益气之品，以增强体质。

DIY 淡菜豆腐汤，可以健脾益气、补益肝肾。

Step1 南豆腐 200 克，淡菜（干）50 克，大葱、姜、盐各适量。

Step2 豆腐切成 1 厘米大小的方丁。

Step3 淡菜加水适量，煮沸后放入豆腐；再煮沸，撒入葱、姜末，最后加盐调味即可。

头维—— 肝火头痛特效穴

头维穴有升清降浊、祛风清热之功效。主要治疗偏头痛、视力减退、迎风流泪、眼睑𥆧动、面神经麻痹、面肌痉挛、脑出血、精神分裂症。按摩时用中指尖点、按、揉。

头侧部，额角发际上 0.5 寸，头正中线旁开 4.5 寸。

—— 头维

一句话提醒
此穴是治疗肝阳上亢引起头痛的特效穴。

这样配穴有特效

头维 + 百会、风池，治神经性头痛。

头维 + 攒竹，治眼睑𥆧动。

贴心提示

按摩此穴可以治疗肝阳上亢引起的头痛，平时要多注意情绪调节，按时作息，不过度疲劳。饮食上忌辛辣、海鲜、油腻、刺激的食物。

DIY 决明子粥，可以清肝平肝、明目泻火。

Step1 粳米 60 克，决明子 15 克，白菊花 10 克，冰糖少许。

Step2 将决明子放入锅中，炒至微有香气，取出待冷，与白菊花同入锅中煎煮，去渣，取药液约 1000 毫升。

Step3 以药液煮粳米粥，粥将熟时放入冰糖，再烧开即可食用。

天枢——调理肠胃之枢纽

天枢穴有食滞下行、行气导滞的作用，是调理肠胃气机之枢纽。主要治疗急慢性胃肠炎、肠粘连、阑尾炎、小儿惊厥、高血压、肾炎、水肿、乳汁缺乏。按摩时用中指尖点、按、揉。

天枢

腹中部，脐中旁开2寸。

一句话提醒
天枢配中脘穴可以清热通便。

这样配穴有特效

天枢+内关、足三里、中脘、气海，治肠粘连。

天枢+足三里、下脘、关元，治细菌性痢疾。

贴心提示

按摩此穴对痢疾患者有帮助。平时应注意饮食卫生，不喝生水，不食不洁瓜果，不吃变质的食物，做到饥饱有度，不酗酒，以保护脾胃的正常功能。注意身体锻炼，增强身体素质。

DIY 板栗烧白菜，可以清热利水、养胃解毒、补脾健胃。

Step1 白菜 500 克，鲜栗子 200 克，葱、姜、盐、料酒、油、淀粉各适量。

Step2 将板栗洗净切口，下开水锅煮熟捞出，去壳；白菜洗净切条；大葱洗净切花；姜洗净切片，备用。

Step3 炒锅注油烧热，下葱花、姜片炒香，加入汤汁，投入白菜、板栗，武火烧开后改文火煮烂，加入料酒、盐，用水淀粉勾芡即成。

梁丘——关节疼痛效果佳

梁丘穴有祛风除湿、理气和胃、通经活络、止痛之功效。主要治疗膝关节痛、风痹、下肢不遂、风湿性关节炎、胃痛、急性胃炎、肠炎、乳肿、乳腺炎。按摩时用拇指尖点、按、揉。

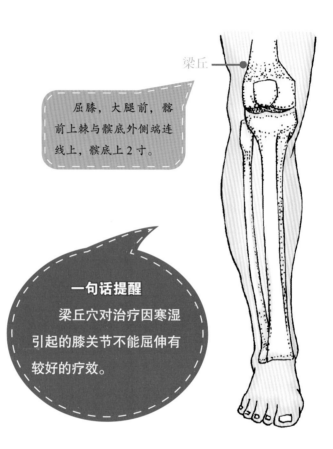

梁丘

屈膝，大腿前，髂前上棘与髌底外侧端连线上，髌底上 2 寸。

一句话提醒
梁丘穴对治疗因寒湿引起的膝关节不能屈伸有较好的疗效。

这样配穴有特效

梁丘 + 犊鼻、阳陵泉、膝阳关，治膝关节痛。

梁丘 + 地五会，治乳房肿块。

贴心提示

按摩此穴可以缓解膝关节疼痛。此类患者应尽量避免爬坡、登楼，以及在凹凸不平或松软的路上行走；避免负重步行；避免站立工作。

DIY 木瓜粥，可以养肝舒筋、利湿消肿、和胃消胀。

Step1 木瓜 10 克，薏苡仁、粳米各 30 克，糖适量。

Step2 将木瓜与薏苡仁、粳米同入锅中，加适量水，武火煮沸后转文火炖至薏苡仁酥烂。

Step3 加入白糖即可食用。

足三里——强身健体长寿穴

足三里穴可健脾和胃，补中益气，升清降浊，强身健体。主要治疗急慢性胃肠炎、胃痉挛、消化不良、胃下垂、阑尾炎、胰腺炎、腹膜炎、小腹肿痛、肠梗阻、消谷善饥、贫血、高血压病、半身不遂、动脉硬化、中风偏瘫、头晕耳鸣、口眼㖞斜、咽喉肿痛、伤寒高热、乳腺炎、水肿、下肢肿、小儿麻痹症。按摩时用拇指尖点、按、揉。

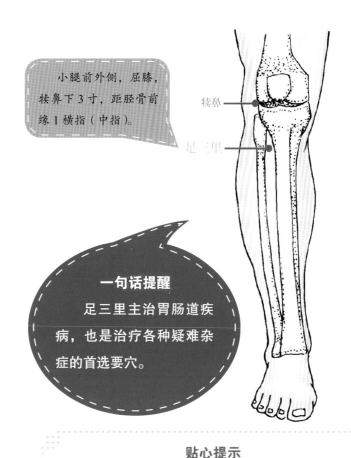

小腿前外侧，屈膝，犊鼻下3寸，距胫骨前缘1横指（中指）。

犊鼻

足三里

一句话提醒
足三里主治胃肠道疾病，也是治疗各种疑难杂症的首选要穴。

这样配穴有特效

足三里＋中脘、内关、梁丘，治胃痉挛。

足三里＋脾俞、胃俞、合谷，治小儿厌食。

贴心提示

按摩此穴对胃病患者有帮助。此类患者生活要有规律，避免过度劳累，饮食定时定量、清淡、易消化，忌生冷、辛辣、刺激性食物。

DIY怀山药泥，可以健脾和胃。

Step1 怀山药200克，豆沙15克，京糕、白糖各150克，水豆粉50克，猪油100克。

Step2 将山药打粉，加白糖50克，掺水少许，搅成稀泥，放入猪油锅内炒至浓稠，起锅装盘。

Step3 将京糕加白糖25克，拌匀研成泥状，豆沙另置碗中，均上笼蒸透后，依次放入猪油锅内炒稠，分别盛在山药泥的两边。

Step4 锅中放清水少许，加75克白糖烧沸，用水豆粉勾芡，浇在三泥上即成。

上巨虚　　调理肠胃治便秘

上巨虚穴有调和肠胃、通经活络之功效。主要治疗胃下垂、胃炎、消化不良、腹痛、腹胀肠鸣、泄泻、肠梗阻、疝气、便秘、中风、偏瘫、下肢麻痹、下肢浮肿。按摩时用拇指尖点、按、揉。

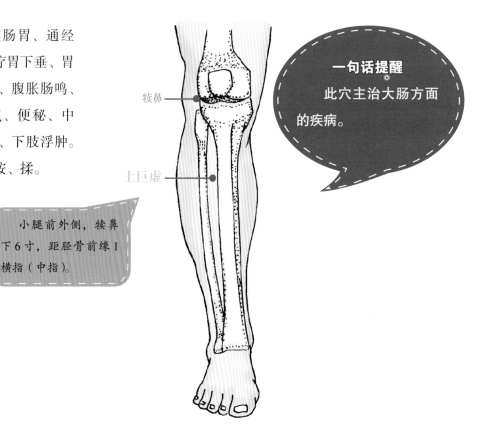

犊鼻

上巨虚

一句话提醒
此穴主治大肠方面的疾病。

小腿前外侧，犊鼻下6寸，距胫骨前缘1横指（中指）。

这样配穴有特效

上巨虚＋下巨虚、天枢、中脘，治肠梗阻。

上巨虚＋中脘、足三里、合谷、丰隆，治急性阑尾炎。

贴心提示

按揉上巨虚穴对缓解肠道疾病的症状有帮助。肠道疾病患者平时应注意休息，要劳逸结合，避免精神紧张及情绪不稳定。禁食一切对胃有刺激的食品，如油煎或辛辣食品、浓茶、咖啡等。

DIY 炒扁豆怀山粥，可以健脾止泻。

Step1 扁豆50克，粳米100克，怀山药（干）30克，盐3克。

Step2 将扁豆摘去筋、洗净，放入热油锅内炒黄；将怀山药、粳米洗净。

Step3 把全部用料一起放入锅内，加清水适量，文火煮成粥，调味即可。

丰隆——化痰祛湿特效穴

丰隆穴可化痰祛湿，利气通便，行气活血，促进中焦运化。主要治疗咳嗽、痰多、急慢性支气管炎、支气管哮喘、胸膜炎、肝炎、甲状腺功能亢进、脑出血、高血压病、中风、癫狂、血崩、便秘。按摩时用拇指尖点、按、揉。

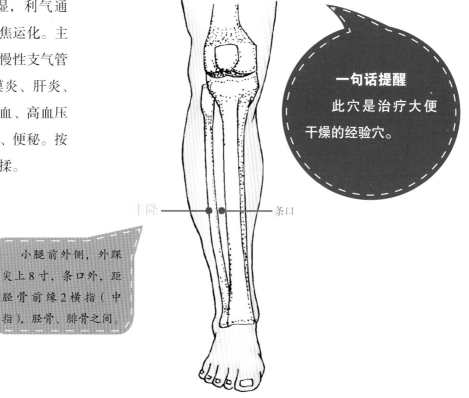

一句话提醒
此穴是治疗大便干燥的经验穴。

小腿前外侧，外踝尖上8寸，条口外，距胫骨前缘2横指（中指），胫骨、腓骨之间。

这样配穴有特效

丰隆＋肺俞，治痰多咳嗽。

丰隆＋尺泽、肺俞、天突、膻中，治支气管哮喘。

贴心提示

按揉丰隆穴对缓解咳嗽、痰多有帮助。此类患者平时应注意防寒保暖，多进行户外运动，增强体质。饮食宜清淡有营养。

DIY川贝蒸鲜梨，可以清热化痰、润肺止咳。

Step1 鲜梨250克，川贝5克。

Step2 将鲜梨洗净，开盖去核，装入川贝，盖严后隔水蒸熟，去川贝，食梨并饮汁。

解溪——脑部供血更聪颖

解溪穴有清降胃热、舒筋通络的作用。主要治疗头面浮肿、头痛、面赤、目痛、腹胀、便秘、踝关节痛、下肢瘫痪、脊髓灰质炎、癫痫、精神病。按摩时用中指或拇指尖点、按、揉。

解溪——

足背与小腿交界处的横纹中央凹陷中，当踇长与趾长伸肌腱之间，与外踝尖平齐。

一句话提醒
解溪穴对面部浮肿及腹胀的治疗效果良好。

这样配穴有特效

解溪 + 血海、商丘，治腹胀。

解溪 + 环跳、风市、足三里、阳陵泉，治下肢麻痹。

贴心提示

按摩此穴可以缓解胃肠道疾病引起的腹胀不适。此类患者应选择易消化、含足够热量、蛋白质和维生素丰富的食物，如稀饭、细面条、牛奶、软米饭、豆浆、鸡蛋、瘦肉、豆腐和豆制品。

DIY 党参老鸽汤，可以补胃滋阴、益智宁神。

Step1 老鸽肉 700 克，瘦猪肉 200 克，党参 20 克，枸杞子 15 克，枣（干）10 克，盐 3 克。

Step2 将老鸽剖洗净，去除内脏；其他用料也洗净，瘦肉原块使用。

Step3 用清水 5 碗，将全部材料一起放入，煮约 4 小时，加盐调味便可饮用。

陷谷——精神抑郁揉陷谷

陷谷穴有清热解表、行水消肿、健脾和胃、理气止痛之功效。主要治疗抑郁症、糖尿病、足背肿痛、目赤肿痛、水肿、胃脘痛、肠鸣、腹痛、腹水、疝气。按摩时用食指或中指尖点、按、揉。

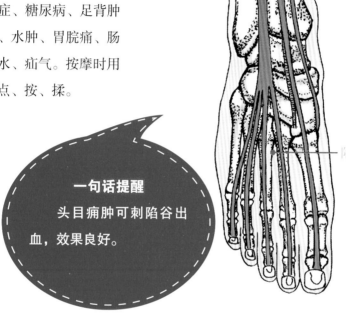

足第2、3趾骨结合部前方凹陷处。

陷谷

一句话提醒
头目痛肿可刺陷谷出血，效果良好。

这样配穴有特效

陷谷 + 列缺，治面目浮肿。

陷谷 + 温溜、漏谷、复溜、阳纲，治肠鸣腹痛。

贴心提示

按摩此穴对肠胃功能较弱的人有帮助。平时应定时定量进餐，细嚼慢咽，少量多餐，避免胃胀或胃酸过多。保持心情舒畅愉快，情绪稳定，避免情志刺激。

DIY虾米冬瓜海带汤，可以温阳利水、理气开胃。

Step1 虾米40克，鲜海带25克，鲜香菇15克，黄芪5克，葱、姜、酒、盐各适量。

Step2 海带洗净，切块；虾米、香菇和黄芪分别洗净，用水浸片刻，浸过的水滤净备用；冬瓜去皮切块。

Step3 将海带、虾米、香菇和黄芪连同浸过的水一起放锅内，加适量清水，下葱段、姜片，煮约30分钟；再加入冬瓜同煮至熟，以料酒、精盐调味即成。

内庭——清火解毒特效穴

内庭穴有清泻胃热、祛痰降逆、健脾消积的作用。主要治疗急慢性胃肠炎、胃痛、腹胀、腹泻、痢疾、牙痛、咽喉肿痛、鼻出血、扁桃体炎、腮腺炎、肺炎、脑炎、乳腺炎、热病、小便出血、便秘、小肠疝气、足背痛。按摩时用食指或中指尖点、按、揉。

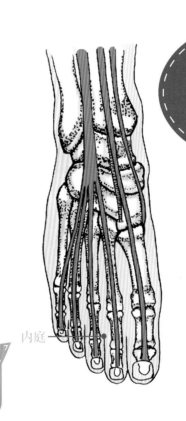

一句话提醒
四肢寒凉宜选内庭穴调理。

内庭——

足背，第 2、3 趾间，趾蹼缘后方赤白肉际处。

这样配穴有特效

内庭 + 足三里、天枢，治泄泻。

内庭 + 颊车、承浆、合谷，治牙龈炎。

贴心提示

按摩此穴可以缓解慢性胃肠炎的症状。此类患者应忌辛辣刺激性食物，不暴饮暴食，少食多餐，减轻肠胃负担。忌烟酒和碳酸饮料。多摄入高蛋白和高维生素食物，保证机体营养素充足，防止贫血和营养不良。

DIY 怀山栗子粥，可以健脾止泻。

Step1 鲜栗子 60 克，粳米 60 克，怀山 30 克，枣（干）20 克，姜 4 克。

Step2 将栗子去皮，与怀山、生姜、红枣、粳米一起洗净。

Step3 把全部用料一起放入锅内，加清水适量，文火煮成粥，调味即可。

足太阴脾经

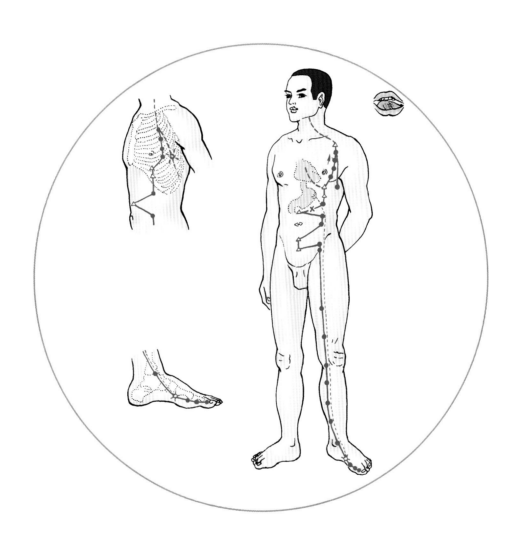

隐白——崩漏便血早治疗

隐白穴有调经统血、健脾和胃、开窍醒神、泻热的功效。主要治疗月经过多或过少、崩漏、功能性子宫出血、带下、便血、尿血、腹胀、暴泄、食不下、尸厥、中风、烦心善悲、多梦。按摩时用拇指指甲掐、按。

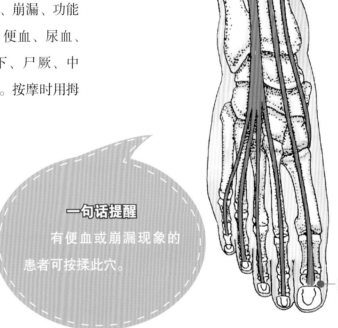

一句话提醒

有便血或崩漏现象的患者可按揉此穴。

足大姆趾末节内侧，距趾甲角0.1寸。

——隐白

这样配穴有特效

隐白＋血海、照海、三阴交、大敦，治月经过多或过少。

隐白＋足三里、肾俞，治便血。

贴心提示

有便血现象时可按摩此穴缓解症状，同时合理搭配饮食，忌辛辣、油腻、粗糙的食物，忌烟酒、咖啡，多喝水。

DIY菠菜猪红汤，可以养血、止血、润燥、通便。

Step1 菠菜500克，猪血250克，料酒、葱、姜、盐各适量。

Step2 将猪血洗净，切块备用；将菠菜洗净，切段备用。

Step3 猪血入汤锅，加清水适量，煮沸约10分钟；放料酒、葱、姜，再入菠菜煮沸，加盐调味即成。

大都——心痛缓解配太白

大都穴可健脾化湿，泻热止痛。主要治疗胃疼挛、腹中切痛、泄泻、急慢性肠炎、便秘、便脓血、全身倦怠、高热无汗、伤寒头痛、身重、心烦、四肢厥冷。按摩时用拇指尖点、按、揉，或用拇指横骨硌揉。

一句话提醒
艾灸大都穴对改善手足寒冷有特效。

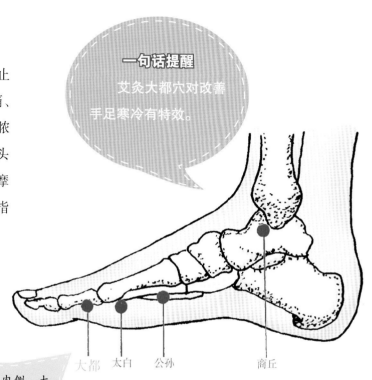

大都　太白　公孙　　　商丘

足大蹬趾内侧，大蹬趾本节前下方，赤白肉际凹陷处。

这样配穴有特效

大都 + 太白，治厥心痛。

大都 + 金门、仆参，治厥逆霍乱。

贴心提示

按摩此穴可以缓解厥心痛。此类患者应避免情绪波动，注意寒温适宜，劳逸结合，坚持适当活动。

DIY 圆肉怀杞炖花胶，可以补血强心、补气止喘、健脾宁神。

Step1 蛤蚧 200 克，花胶 80 克，桂圆肉、枣（干）、党参各 20 克，怀山药（干）、枸杞子各 16 克，姜、盐各适量。

Step2 花胶用水浸透，洗净切块；蛤蚧擦去鳞片、去头爪、洗净切块；龙眼肉、怀山药、枸杞子、党参、生姜和红枣用水洗净；怀山药、党参切片。生姜去皮，切片；红枣去核。

Step3 将全部材料放入瓦煲内，加入滚水，炖 5 小时。加盐调味，即可食用。

太白——消化吸收有保障

太白穴有健脾运气、利湿化痰的作用。主要治疗消化不良、饥不欲食、胃痉挛、腹胀、腹痛、肠炎、泄泻、痢疾、便秘、心痛、心动过缓、功能性子宫出血、乳汁缺乏等病症。按摩时用拇指尖点、按、揉，或用拇指横骨硌揉。

一句话提醒

太白配伍下廉、幽门二穴，可治疗便血。

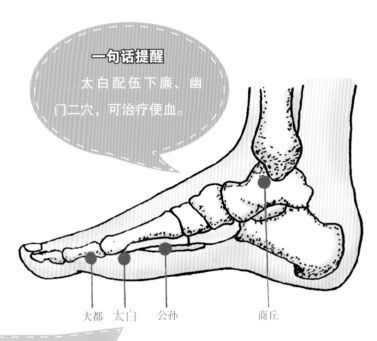

大都　太白　公孙　　商丘

足大踇趾内侧，大踇趾本节后下方，赤白肉际凹陷处。

这样配穴有特效

太白＋公孙，治腹胀满。

太白＋大都、阴陵泉、中脘，治泄泻。

贴心提示

按摩此穴对经常消化不良的人有帮助。平时生活应有规律，饮食均衡，不暴饮暴食，避免辛辣及油炸食物。

DIY 薏苡仁八宝鸡，可以健脾补肾、润肺养心。

Step1 母鸡1只，薏苡仁、糯米各50克，芡实、百合、莲子、火腿各30克，香菇20克，干贝10克，姜末、盐、胡椒粉、白糖、料酒各适量。

Step2 鸡去毛及内脏，洗净沥干，用料酒、盐、姜末将鸡身内外抹匀。

Step3 将糯米、薏苡仁、百合、去心莲子、芡实分别泡胀，洗净。火腿、香菇洗净切丝。

Step4 将Step3中备好的材料放在一起，加盐、糖、胡椒粉拌匀，放入鸡腹内，将鸡蒸熟即成。

公孙——小腹疼痛有公孙

公孙穴可消食化积，健脾和胃。主要治疗胃癌、胃痛、呕吐、消化不良、急性胃炎、腹痛、腹胀、腹泻、急慢性肠炎、肠梗阻、痢疾、心肌炎、失眠、痔疮、水肿、月经不调、带下。按摩时用拇指尖点、按、揉。

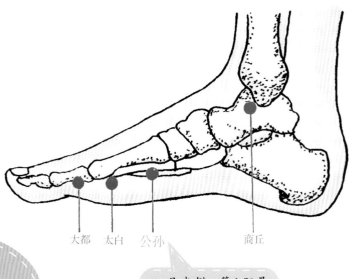

大都　太白　公孙　　　　　商丘

一句话提醒

小腹疼痛时按揉
此穴有很好的疗效。

足内侧，第1跖骨基底部前下方，赤白肉际凹陷处。

这样配穴有特效

公孙＋中脘、天枢、足三里，治腹痛。

公孙＋内关、中脘、足三里，治妊娠呕吐。

贴心提示

按摩此穴对胃肠道疾病患者有帮助。此类患者应避免进食过酸、过辣、生冷、不易消化的食物，以及浓茶、咖啡、酒等对胃肠道有损害的饮品。

DIY莲子猪肚，具有益气补虚、健脾益胃的作用。

Step1 猪肚500克，莲子50克，盐、葱、姜、蒜各适量，香油少许。

Step2 猪肚洗净，内装水发莲子（去心），用线缝合；放入锅内，加清水，炖熟透。

Step3 将炖熟透的猪肚捞出晾凉，切成细丝，同莲子放入盘中。

Step4 葱、姜洗净，葱切段，姜切丝；大蒜去皮洗净，拍剁成蒜蓉。

Step5 将香油、食盐、葱、姜、蒜调料与猪肚丝拌匀即成。

商丘——做噩梦配三阴交

商丘穴有健脾化湿、通调肠胃、舒筋活络之功效。主要治疗消化不良、呕吐、胃炎、腹胀、肠鸣、泄泻、肠炎、百日咳、小儿惊风、便秘、痔疮。按摩时用中指或拇指尖点、按、揉。

一句话提醒
由脾虚引起的虚弱或不喜言笑，宜选商丘穴调理。

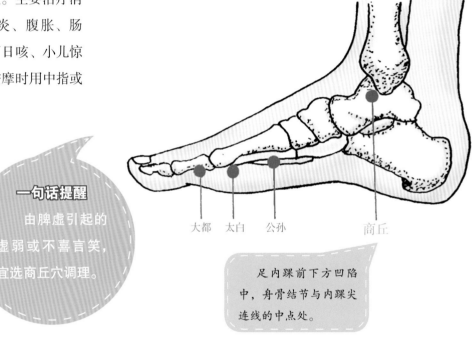

大都　太白　公孙　　　商丘

足内踝前下方凹陷中，舟骨结节与内踝尖连线的中点处。

这样配穴有特效

商丘＋内关、膈俞、胃俞，治胃脘痛。

商丘＋三阴交，治梦魇（噩梦）。

贴心提示

按摩此穴可以缓解胃脘痛。平时应注意营养平衡，选择富含维生素的食物，忌生冷辛辣及油炸食物。

DIY 良姜炖鸡块，可以补虚散寒、理气止痛。

Step1 公鸡1只，姜、苹果各6克，陈皮、胡椒、葱、酱、盐各适量，醋少许。

Step2 公鸡去毛和内脏，洗净切块。

Step3 将鸡块与所有材料同入锅中，加适量水，以文火煨炖，熟烂即成。

三阴交——调经止痛经验穴

三阴交穴可健脾养血，补益脾气，调理三阴经气，滋养肝肾，营养筋骨。主要治疗脾胃虚弱、失眠、贫血、更年期综合征、功能性子宫出血、精子缺乏症、不孕症、子宫下垂、阴道炎、盆腔炎、神经性皮炎、肝炎、肝硬化、胆囊炎、肾炎、偏瘫、高血压病。按摩时用拇指尖点、按、揉。

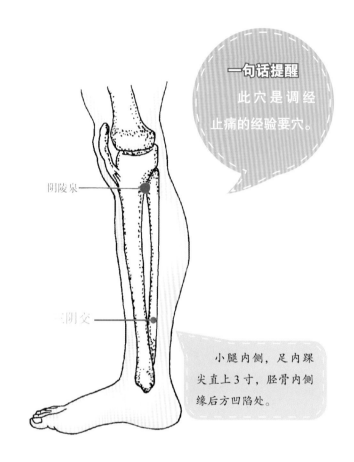

阴陵泉

三阴交

一句话提醒
此穴是调经止痛的经验要穴。

小腿内侧，足内踝尖直上3寸，胫骨内侧缘后方凹陷处。

这样配穴有特效

三阴交 + 足三里、膈俞、大椎，治贫血。

三阴交 + 关元、命门、肾俞，治精子缺乏症。

贴心提示

按揉三阴交穴可以保养子宫和卵巢，调理月经，除斑抗皱，维持年轻，延缓衰老，推迟更年期。饮食上可以多食益气养血之品。

DIY 归参炖母鸡，可以养血、益气、补虚。

Step1 母鸡 750 克，当归 20 克，党参 25 克，葱、姜、料酒、盐各适量。

Step2 先将母鸡宰杀，去毛和内脏，洗净备用；当归洗净，切片。

Step3 当归和党参一起放入鸡腹内。

Step4 将砂锅中加适量清水并放入姜、葱、料酒，用武火煮沸；再改文火煨炖至鸡肉熟烂，加入食盐调味即可。

地机——降低血糖按地机

地机穴有健脾和胃、运化输布、理气化瘀、活血通络的功效。主要治疗食欲减退、胃痉挛、腹痛、腹胀、泄泻、痢疾、腰痛不可仰俯、小便不利、水肿、遗精、白带过多、月经不调、痛经。按摩时用拇指尖点、按、揉。

阴陵泉

地机

小腿内侧，内踝尖与阴陵泉连线上，阴陵泉下3寸。

一句话提醒

肾精不足，以地机配伍太冲、中封二穴进行调理。

这样配穴有特效

地机＋阴陵泉、水分、幽门、小肠俞，治食欲不振。

地机＋阴陵泉，治腹部坚硬疼痛。

贴心提示

按摩此穴可以治疗食欲不振，同时要避免过度劳累或精神过度紧张，饮食要规律，忌暴饮暴食，忌生冷刺激的食物。

DIY 砂仁肚条，可以化湿醒脾、行气和胃。

Step1 猪肚 1000 克，砂仁 10 克，胡椒粉、花椒、姜、葱、油、黄酒、淀粉、盐各适量。

Step2 砂仁烘脆后打成细末待用；姜切片，葱切段。

Step3 猪肚洗净，下沸水锅焯透捞出，刮去内膜。另将锅中掺入清汤，放入猪肚，再下姜、葱、花椒煮熟，打去泡沫，捞起猪肚待冷，切成指条。

Step4 将原汤 500 毫升烧开，下入肚条、砂仁末、胡椒粉、酒、油，用湿淀粉着欠，炒匀后起锅装盘。

阴陵泉——健脾消肿配中脘

阴陵泉穴有化痰祛湿、健脾消肿之功效。主要治疗胆石症、急性胆囊炎、肝硬化、水肿、小便不利、尿路感染、肾盂肾炎、遗尿、遗精、阳痿、荨麻疹、丹毒、牛皮癣、失眠、膝关节炎。按摩时用拇指尖点、按、揉。

小腿内侧，胫骨内上髁后下方的凹陷处。

阴陵泉

一句话提醒
阴陵泉是治疗肾病的要穴，配伍关元穴疗效较佳。

这样配穴有特效

阴陵泉＋肾俞、膀胱俞、三阴交，治尿路感染。

阴陵泉＋承浆、委中、膀胱俞，治小便不禁。

贴心提示

按摩此穴对尿路感染的病人有帮助。平时应多饮水，勤排尿，加强营养，增强体质。饮食上忌辛辣刺激、温热或胀气的食物。忌食发物。

DIY 车前田螺汤，可以利水通淋、清热祛湿。

Step1 田螺 1000 克，车前子 250 克，枣（干）20 克，盐 3 克。

Step2 先用清水浸养田螺 1～2 天，经常换水，以漂去污泥，斩去田螺笃；用纱布另包已清洗干净的车前子；红枣（去核）洗净。

Step3 把全部用料放入刚煮沸的水锅中，先用武火煮滚，改用文火煲 2 小时，加入盐调味，饮汤吃螺肉。

血海——养血固本保健康

血海穴可健脾养血，固本健体，活血化瘀。主要治疗贫血、功能性子宫出血、子宫内膜炎、月经不调、痛经、闭经、崩漏、荨麻疹、皮肤瘙痒症、皮肤湿疹、风疹。按摩时用拇指尖点、按、揉。

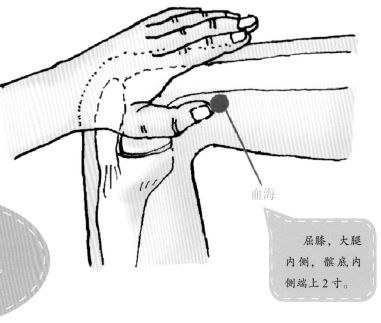

血海

一句话提醒
此穴是治疗血证的要穴。

屈膝，大腿内侧，髌底内侧端上2寸。

这样配穴有特效

血海＋合谷、阴交、气冲，治月经不通。

血海＋曲池、委中，治湿疹。

贴心提示

按摩此穴可以改善月经不调的症状。平时要注意防寒保暖，劳逸结合，加强营养，增强体质，控制情绪，心情愉快，避免房劳，饮食清淡。

DIY 木耳红枣瘦肉汤，可以养血、止血。

Step1 猪瘦肉250克，木耳30克，红枣6个。

Step2 木耳用清水浸发，剪去蒂，洗净；猪瘦肉洗净，切块；红枣去核，洗净。

Step3 把全部用料放入锅内，加清水适量，武火煮沸后，改文火煲2小时。

大包——全身乏力按大包

大包穴可活血化瘀，健脾理气。主要治疗胸胁痛、咳嗽气喘、全身疼痛、四肢无力、支气管哮喘、胸膜炎。按摩时将第2、3、4指并拢后按、揉。

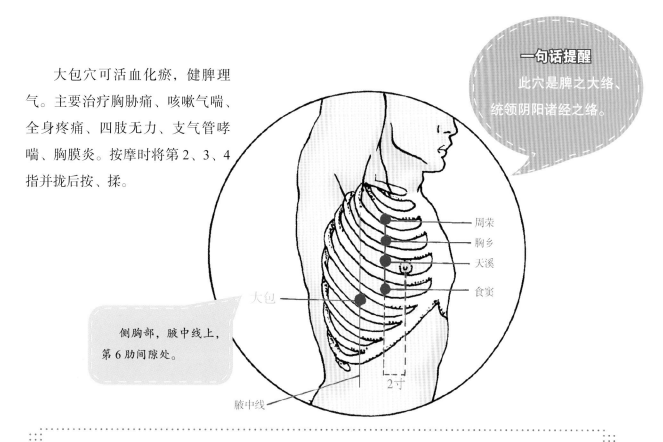

一句话提醒
此穴是脾之大络、统领阴阳诸经之络。

周荣
胸乡
天溪
食窦
大包

侧胸部，腋中线上，第6肋间隙处。

腋中线

2寸

这样配穴有特效

大包 + 三阳络、阳辅、足临泣，治胸胁痛。

大包 + 脾俞、章门，治食多身瘦。

贴心提示

按摩此穴可以缓解因肝胆疾病而致的胁痛症状。此类患者应多休息，少劳累，不生气。禁食肥腻、高脂及辛辣刺激的食物。忌烟酒。

DIY 荷叶郁金粥，可以理气活血、清热止痛。

Step1 粳米 100 克，荷叶 20 克，郁金 15 克，山楂（干）30 克，冰糖 5 克。

Step2 将粳米、山楂、荷叶洗净后备用。

Step3 把一整张荷叶撕成小块，放入开水中；再放郁金搅拌一下，让它们彻底浸泡在水中，用武火煮 10 分钟；把煮透的荷叶和郁金捞出，留汁待用。

Step4 把山楂、粳米和冰糖放进用荷叶和郁金熬出的汤汁里，武火煮 20 分钟，换文火煮 10 分钟即成。

手少阴心经

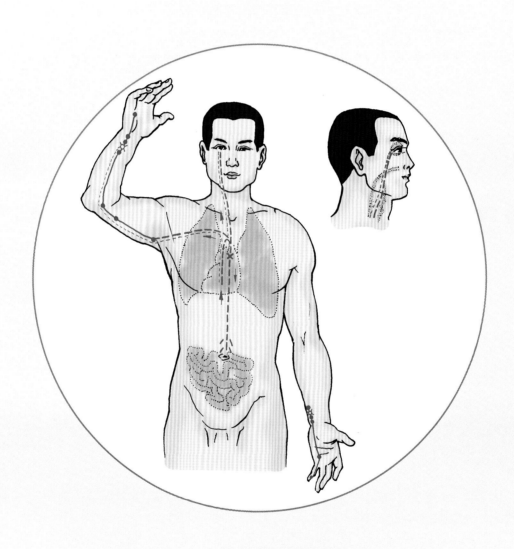

极泉——心脏呵护莫要忘

极泉穴有宽胸宁神、舒筋活络之功效。主要治疗冠心病、心包炎、悲愁不乐、咽干烦渴、肋间神经痛、肩周炎、半身不遂、腋臭。按摩时用拇指尖点、按、揉。

腋窝顶点，腋动脉搏动处。

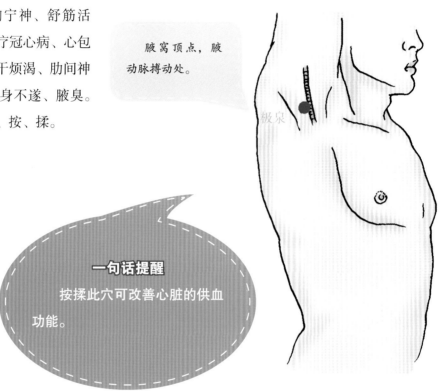

极泉

一句话提醒
按揉此穴可改善心脏的供血功能。

这样配穴有特效

极泉+侠白，治心痛。

极泉+日月、脾俞，治半身不遂。

贴心提示

按摩此穴对心血管疾病患者有帮助。此类患者的饮食应遵循少盐、低热量、低脂肪的宗旨，禁烟酒。

DIY 参枣炖蘑菇，可以补益心气、活血化瘀。

Step1 丹参30克，人参3克，枣干12克。

Step2 将蘑菇用温水浸泡后洗净，人参磨成末。

Step3 将蘑菇置入砂锅内，加入人参末、丹参、大枣，水煮40分钟即成。

青灵——肘臂疼痛常按揉

青灵穴有理气止痛、宽胸宁心的作用。主要治疗肩臂疼痛不举、胸胁痛、前臂肌痉挛、腕关节炎、肋间神经痛、胃痉挛、心痛、中风、脑出血、胸中气满不得卧。按摩时用拇指尖点、按、揉。

一句话提醒
经常按揉青灵穴可以防治心血管方面的疾病。

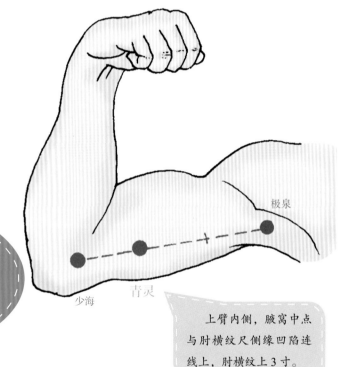

极泉

少海　青灵

上臂内侧，腋窝中点与肘横纹尺侧缘凹陷连线上，肘横纹上3寸。

这样配穴有特效

青灵＋肩髎、巨骨，治肩臂疼痛不举。

贴心提示

按摩此穴可以缓解肩臂疼痛。同时尽量让肩臂保暖，避免肩臂劳累。

DIY山楂枸杞煮牛肉，可以散瘀、降压、益气。

Step1 瘦牛肉200克，枸杞子12克，山楂15克，胡萝卜100克，葱、姜、盐、植物油各适量。

Step2 将各种原料洗净；山楂去核切片；牛肉切成4厘米见方的块；胡萝卜切成3厘米见方的块；姜切片；葱切段。

Step3 将锅置于武火上并加入植物油，待油烧至六成热时放姜、葱爆香，下入牛肉、胡萝卜、山楂、枸杞子、盐，再加入400毫升清水，用文火煮1小时即成。

少海——瘰疬治疗少海强

少海穴有理气通络、益心安神之功效。主要治疗神经衰弱、头痛、精神分裂症、癔症、癫痫、瘰疬、喜笑、健忘、前臂麻木、肋间神经痛、手颤、上肢不能上举、落枕。按摩时用拇指尖点、按、揉。

一句话提醒
少海配伍天井穴可泻火化痰。

极泉

青灵

少海

屈肘，肘横纹内侧端与肱骨内上髁连线的中点处。

这样配穴有特效

少海 + 列缺、心俞、神门，治健忘症。

少海 + 飞扬，治眩晕。

贴心提示

按摩此穴可以缓解眩晕病症。此类患者饮食宜清淡，多吃蔬菜和水果，避免辛辣刺激性食物。

DIY 松子鸡心，可以补心镇惊、健脑益智。

Step1 鸡心 100 克，松子 30 克，葱、姜、蒜片、胡椒粉、盐、白糖、料酒、湿淀粉各适量，植物油 500 克。

Step2 将松子去皮，放锅内用小火炒熟，搓去内衣；鸡心洗净，用刀切开，在上面划上十字花刀；用小碗加盐、白糖、胡椒粉、清汤、湿淀粉兑成汁水。

Step3 锅内加入植物油，烧至六七成热时，将鸡心入油中炸至鸡心块卷曲时，捞出控净油。

Step4 锅内留少许底油烧热，加入蒜片、葱、姜煸出香味，放鸡心略炒，烹入料酒，加松子仁，倒入汁水翻匀，盛出即可。

灵道——有效防治诸心痛

灵道穴有宁心安神、舒筋活络、清热利窍的功效。主要治疗心内膜炎、心绞痛、心悸、悲恐、癔症、肘臂痛、肘关节炎。按摩时用拇指尖点、按、揉。

前臂掌侧，尺侧腕屈肌腱桡侧缘，腕横纹上1.5寸。

灵道
通里
阴郄
神门

一句话提醒
常按揉此穴对防治心绞痛有帮助。

这样配穴有特效

灵道＋巨阙、曲泽、通谷，治各种心痛。

灵道＋尺泽、少海，治肘臂麻木、疼痛。

贴心提示

按摩此穴对心脏病患者有帮助。此类患者日常生活中要注意防寒保暖，避免过度劳累，避免情绪过度激动。

DIY 高丽参当归炖猪心，可以益气养血、补心安神。

Step1 猪心350克，高丽参10克，当归10克，盐5克。

Step2 将高丽参、当归洗净切细；猪心洗净，剖开后把当归、高丽参放入猪心内。

Step3 把猪心放入炖盅内，加适量开水，炖盅加盖，用文火隔开水炖3小时，调味即可。

通里——心动过缓通里帮

通里穴有通心络、清心火、宁心神的作用。主要治疗心动过缓、心绞痛、心肌梗死、风湿性心脏病、神经衰弱、精神分裂症、甲状腺功能亢进、胃出血、子宫内膜炎。按摩时用拇指尖点、按、揉。

前臂掌侧，尺侧腕屈肌腱桡侧缘，腕横纹上1寸。

灵道
通里
阴郄
神门

一句话提醒
此穴是止血的经验要穴。

这样配穴有特效

通里 + 素髎、太冲，治心动过缓。

通里 + 百会，治头痛目眩。

贴心提示

按摩此穴对心律失常患者有帮助。此类患者应保持规律生活，节制饮食，调节情绪，适量运动。

DIY 桂圆桑椹兔肉汤，可以滋阴补血、养心安神。

Step1 兔肉 250 克，桂圆肉 30 克，桑椹子 15 克，枸杞子 15 克，盐 3 克。

Step2 将龙眼肉、枸杞子、桑椹子洗净；兔肉洗净、切块，用开水去血水。

Step3 将全部材料一起放入锅内，加清水适量，武火煮沸后，文火煮 2 小时，调味即可。

阴郄——鼻孔出血配迎香

阴郄穴可固摄心液，清心安神，凉血止血。主要治疗心动过速、心悸、阴虚盗汗、鼻出血、神经衰弱、吐血。按摩时用拇指尖点、按、揉。

前臂掌侧，尺侧腕屈肌腱桡侧缘，腕横纹上0.5寸。

灵道
通里
阴郄
神门

一句话提醒
凡呕血、吐血病证，用阴郄穴治疗有显著的效果。

这样配穴有特效

阴郄＋迎香，治鼻衄（鼻出血）。

阴郄＋行间，治心痛。

贴心提示

按摩此穴可以治疗鼻衄。饮食宜选用清淡而富含维生素、蛋白质、矿物质的食物。忌辛辣，忌烟酒。

DIY苦瓜瘦肉煲，可清热、去火、养胃。

Step1 苦瓜100克，瘦猪肉60克，盐、淀粉、蚝油、植物油各适量。

Step2 将瘦猪肉洗净，捣烂如泥；蚝油、盐、淀粉各适量，与瘦肉混合均匀。

Step3 苦瓜洗净，横切成筒状，每件长约5厘米，挖去瓜瓤，填入瘦肉泥。

Step4 起油锅，下苦瓜块爆炒片刻，捞起后放入瓦锅内，加水少量，文火焖1小时，瓜烂味香即成。

神门——长期失眠揉神门

神门穴有安神定志、宁心安寐之功效。主要治疗失眠、多梦、健忘、恍惚、心脏肥大、心绞痛、冠心病、高血压病、吐血、再生障碍性贫血、牛皮癣、皮炎。按摩时用拇指尖点、按、揉。

灵道
通里
阴郄
神门

腕部，腕掌侧横纹上，尺侧腕屈肌腱的桡侧凹陷处。

一句话提醒
长期失眠症患者
须经常按揉神门穴。

这样配穴有特效

神门 + 内关、足三里，治失眠。

神门 + 内关、间使、心俞，治心力衰竭。

神门 + 曲泽、鱼际，治吐血。

贴心提示

按摩此穴对失眠患者有帮助。此类患者不要吃辛辣或过于油腻的晚餐，睡前不喝咖啡或茶。睡前用热水泡脚有助于睡眠。

DIY 银耳莲子汤，可以滋阴润肺、健脾安神。

Step1 银耳、莲子、枣、枸杞子、冰糖各适量。

Step2 银耳用清水泡开，剔除硬结，撕碎备用。

Step3 汤锅放足量的清水，将银耳、冰糖、枣、枸杞子放入冷水中，武火煮沸后改文火熬煮。

Step4 稍后放入莲子继续熬煮，直到银耳胶化，汤黏稠即可。

少府——善治心悸安神志

少府穴可清热解毒，安神利湿。主要治疗风湿性心脏病、心律不齐、心悸、悲恐畏人、小便不利、遗尿、掌中热、手掌多汗、月经过多、阴部瘙痒症。按摩时用拇指尖点、按、揉。

一句话提醒
少府穴是治疗心悸、心慌及悲恐畏人的经验要穴。

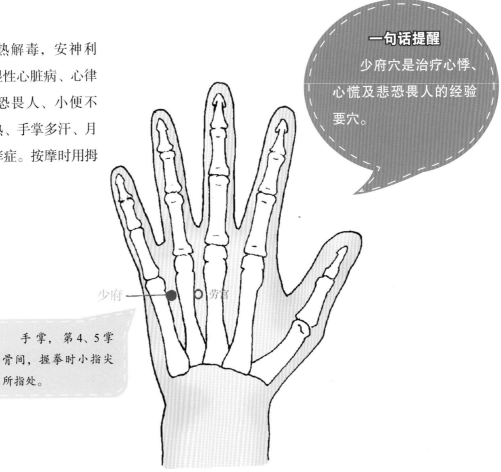

少府 —— 劳宫

手掌，第4、5掌骨间，握拳时小指尖所指处。

这样配穴有特效

少府＋巨阙，治心悸。
少府＋足三里，治小便不利。

贴心提示

按摩此穴对心脏病患者有帮助。此类患者应控制体重，适量运动，冬季注意保暖，严防感冒。

DIY瘦肉莲子汤，可以健脾益肾、养心安神。

Step1 瘦猪肉150克，莲子20克，糖适量。

Step2 莲子去心、洗净，浸泡半小时；瘦猪肉洗净、切件。

Step3 将所有材料一起入锅，加清水适量，武火煮沸，再改文火煮1小时即成。

少冲——中风昏迷用力掐

少冲穴有清热息风、醒神开窍、活络止痛的作用。主要治疗中暑、昏迷、休克、惊风抽搐、中风、脑出血、热病、心烦燥热、心悸、心肌炎。按摩时用拇指指甲掐、按。

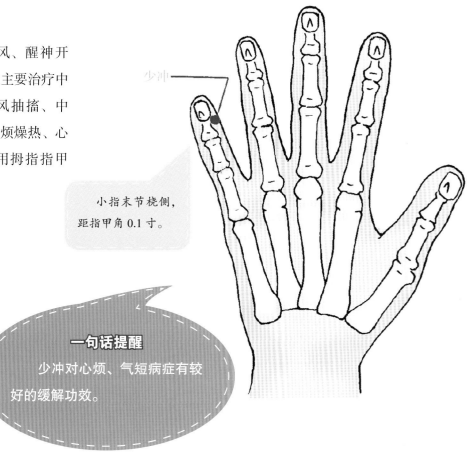

少冲——

小指末节桡侧，
距指甲角 0.1 寸。

一句话提醒
少冲对心烦、气短病症有较好的缓解功效。

这样配穴有特效

少冲＋少商、商阳、关冲、中冲，治中风昏迷。

少冲＋中府，治胸痛。

贴心提示

按摩此穴对中风患者有帮助。此类患者日常饮食应清淡少盐，多吃蔬菜和水果，少食油腻之品。

DIY 栗子桂圆粥，可补肾益心、活血通脉，对中风后遗症有辅助治疗作用。

Step1 栗子 10 个（去壳用肉），桂圆肉 15 克，粳米 50 克，白糖少许。

Step2 先将栗子切成碎块，与米同煮成粥，将熟时放桂圆肉，食用时加入白糖。

Step3 可做早餐或点心食用。

手太阳小肠经

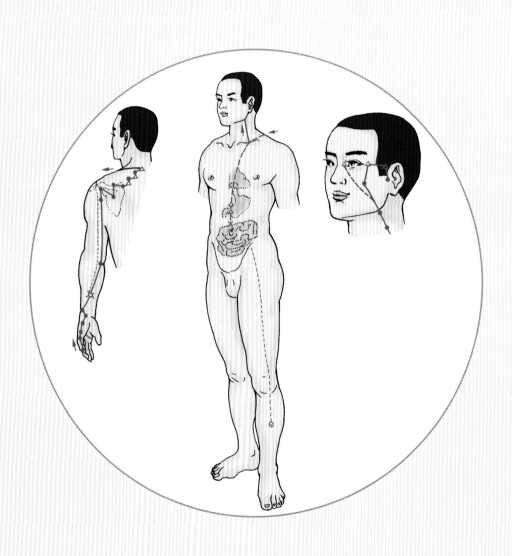

少泽——乳汁不足少泽赐

少泽穴有清热利咽、生乳通乳之功效。主要治疗乳腺炎、乳汁不足、乳通、乳肿、中风昏迷、热病心烦、耳鸣、耳聋、肩臂外侧痛等病症。按摩时用拇指指甲掐、按。

少泽

小指末节尺侧，距指甲角 0.1 寸。

一句话提醒

此穴为通络下乳之经验要穴。

这样配穴有特效

少泽＋合谷、膻中，治乳汁不足。

少泽＋膻中、乳根、膺窗，治急性乳腺炎。

贴心提示

按摩此穴对产妇有益，应保证蛋白质的摄入，饮食宜荤素搭配，避免偏食，清淡为宜。

DIY 归芪鲤鱼汤，可补气、养血、通乳。

Step1 鲤鱼 1000 克，当归 15 克，黄芪 50 克，香菜 10 克，盐、油各适量。

Step2 鲤鱼洗净，香菜洗净、切段。

Step3 锅中入油，将鲤鱼与当归、黄芪同煮熟烂，取出当归，加少许盐、香菜调味即可。

前谷——前谷后溪治耳鸣

前谷穴有明目聪耳、清利头目、安神定志、通经活络的作用。主要治疗目赤肿痛、耳鸣、鼻塞、咽喉肿痛、疟疾、乳汁不足、前臂酸痛、手指麻木。按摩时用拇指尖点、按、揉。

手掌尺侧，微握拳，小指本节（第5掌指关节）前，掌指横纹头赤白肉际处。

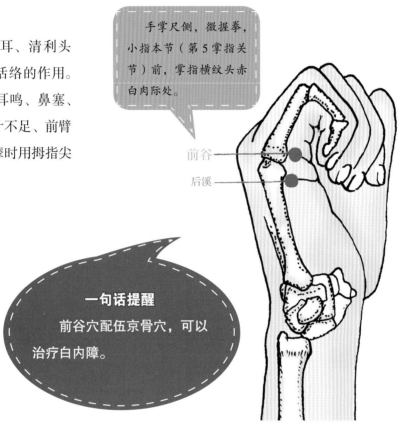

前谷

后溪

一句话提醒
前谷穴配伍京骨穴，可以治疗白内障。

这样配穴有特效

前谷＋后溪、偏历、大陵，治耳鸣。

前谷＋上星、厉兑、迎香，治鼻塞、鼻炎。

贴心提示

按摩此穴可以治疗肾精亏虚引起的耳鸣，饮食上应多食益肾开窍之品。

DIY羊肾黑豆杜仲汤，可以益肾开窍。

Step1 羊肾（羊腰子）100克，黑豆50克，杜仲15克，石菖蒲10克，姜10克，盐适量。

Step2 将剖开洗净的羊肾用开水浸泡3分钟待用。

Step3 将黑豆、杜仲、生姜片、石菖蒲煮30分钟，然后加入羊肾，文火炖熟，放盐调味即可。

后溪——善治颈椎经验穴

后溪穴可清心安神，通经活络，清利头目。主要治疗颈椎病、腰椎病、落枕、头项强痛、腰背痛、肩臂痛、耳聋、耳鸣、角膜炎、热病、黄疸。按摩时用拇指尖点、按、揉。

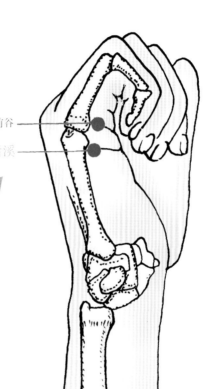

前谷

后溪

一句话提醒
后溪穴对颈椎病有较好的疗效，是经验穴位。

手掌尺侧，微握拳，小指本节（第5掌指关节）后，掌指横纹头赤白肉际处。

这样配穴有特效

后溪＋风池、悬钟，治落枕、颈椎病。

后溪＋睛明、目窗、瞳子髎，治眼睛红肿、角膜炎。

贴心提示

按摩此穴对颈椎病患者有帮助。此类患者应多食富含钙、蛋白质、B族维生素、维生素C和维生素E的食物。

DIY川芎白芷炖鱼头，可以祛风散寒、活血通络。

Step1 川芎15克，白芷15克，鳙鱼头1个，生姜、葱、盐、料酒各适量。

Step2 将川芎、白芷分别切片，与洗净的鳙鱼一起放入锅内，加姜、葱、盐、料酒、水各适量。

Step3 先用武火烧沸后，改用文火炖熟。

腕骨　　肘臂保健揉腕骨

腕骨穴可以祛湿退黄，增液止渴，祛风止痛。主要治疗肘臂不得伸屈、指关节炎、手腕无力、头项强痛、半身不遂、口腔炎、胸膜炎、糖尿病。按摩时用拇指尖点、按、揉。

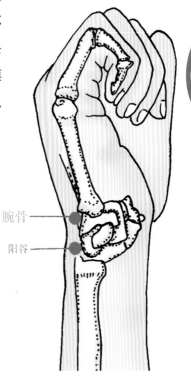

腕骨
阳谷

一句话提醒
此穴可以有效缓解肩背、肘腕处的不适。

手掌尺侧，第5掌骨基底与钩骨之间的凹陷处。

这样配穴有特效

腕骨＋阳池、阳溪，治腕痛无力。

腕骨＋臑会、支沟、肘髎，治肘臂不能伸屈。

贴心提示

按摩此穴可以缓解肘臂不能屈伸，同时要避免肘臂受风、受寒，避免过度受力。

DIY 葛根五加粥，可祛风、除湿、止痛。

Step1 葛根、薏米仁、粳米各50克，刺五加15克，冰糖适量。

Step2 所有原料洗净，葛根切碎；刺五加先煎取汁，与余料同放锅中，加适量水。

Step3 武火煮沸，改文火熬成粥，加冰糖调味食用。

阳谷——调节人体免疫力

阳谷穴有明目安神、清热利窍、通经活络的作用。主要治疗目赤肿痛、颈颔肿痛、结膜炎、神经性耳聋、齿龈炎、口腔炎、热病无汗、手腕及指关节痛、痔瘘、疥疮。按摩时用拇指尖点、按、揉。

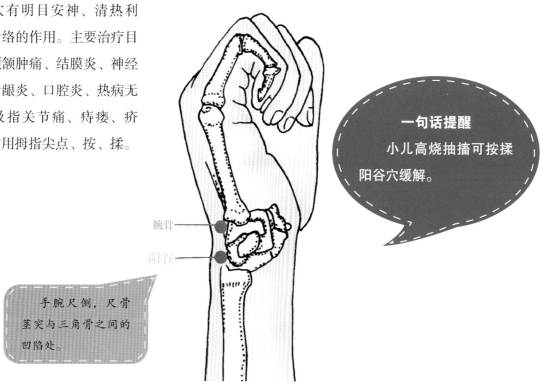

腕骨

阳谷

手腕尺侧，尺骨茎突与三角骨之间的凹陷处。

一句话提醒
小儿高烧抽搐可按揉阳谷穴缓解。

这样配穴有特效

阳谷+太冲、昆仑，治目赤肿痛。

阳谷+三间、冲阳、内庭、厉兑，治齿龈炎。

贴心提示

按摩此穴可以治疗目赤肿痛。此类患者忌食辛辣、煎炸、烧烤及腥发之物，以避免助热生火，烟酒更宜戒之。

DIY 菊花明目粥，有散风热、清肝火、调气血的作用。

Step1 菊花 20 克，粳米 60 克，冰糖适量。

Step2 菊花烘干或阴干后磨粉备用。

Step3 粳米煮粥，待粥煮至浓稠时，加入菊花粉及冰糖调味即可。

Step4 每日早、晚各 1 次。

养老　　中老年人保平安

养老穴有清头明目、舒筋活络之功效。主要治疗急性腰扭伤、肩臂神经痛、上肢关节痛、落枕、后头痛、视力减退、肠胃功能减弱、心脏病、半身不遂。按摩时用食指或中指尖点、按、揉。

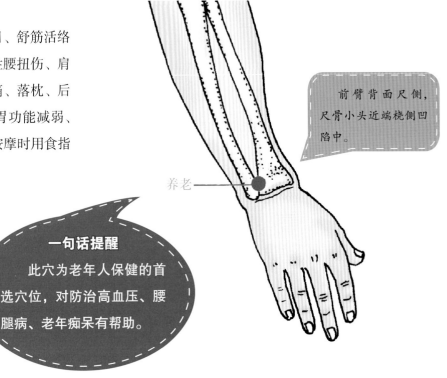

前臂背面尺侧，尺骨小头近端桡侧凹陷中。

养老

一句话提醒

此穴为老年人保健的首选穴位，对防治高血压、腰腿病、老年痴呆有帮助。

这样配穴有特效

养老＋合谷、曲差，治视物不清。

养老＋环跳、阴陵泉，治腰膝酸痛。

贴心提示

按摩此穴有助于老年人保健。饮食应以口味清淡、种类多样、控制食量、少盐少糖少脂肪为原则。

DIY 蘑菇鸡肉汤，可以益气健身、延年益寿。

Step1 鸡 100 克，鲜蘑菇 100 克，水发木耳 25 克，盐、油、料酒、酱油、香油、胡椒粉各适量。

Step2 将鸡块和蘑菇洗净，控去水分。

Step3 锅内放油烧热，用酱油炝锅，加水 100 克，沸后加鸡块煮熟，再加蘑菇、木耳，至开锅。

Step4 加入盐、胡椒粉、料酒，淋上香油即成。

支正——安神治疣不可少

支正穴可安神定志，清热解表。主要治疗神经衰弱、好笑善忘、惊恐悲愁、麦粒肿、腮腺炎、十二指肠溃疡、糖尿病、项强肘挛、四肢无力。按摩时用食指或中指尖点、按、揉。

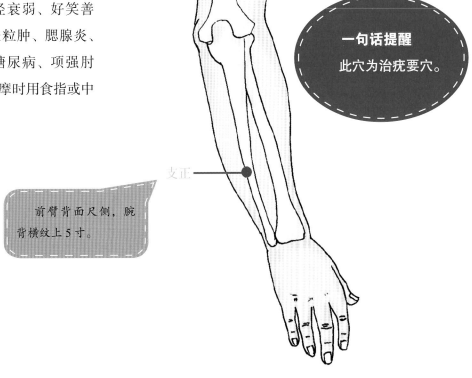

一句话提醒
此穴为治疣要穴。

支正

前臂背面尺侧，腕背横纹上5寸。

这样配穴有特效

支正＋内关、阳溪，治肘臂痉挛。

支正＋阿是穴，治扁平疣。

贴心提示

按摩此穴可以治疗神经衰弱。此类患者应避免刺激性食物，如咖啡、浓茶；忌食辛辣及油腻食物。

DIY花生冬菇猪脚汤，可以滋阴润燥、宁心安神。

Step1 猪蹄500克，生花生60克，鲜香菇20克，盐5克。

Step2 将花生、冬菇去蒂洗净，猪脚去毛、甲，洗净、斩件。

Step3 把全部用料一起放入锅内，加清水适量，武火煮沸后，文火煮2小时，调味即可。

小海——齿龈健康寻小海

小海穴有安神定志、清热通络、消肿止痛的功效。主要治疗头痛、头晕、耳聋、耳鸣、目黄、颊肿、齿龈炎、舞蹈病、手臂震颤、颈项痛、肩背痛、偏瘫。按摩时用中指或拇指尖点、按、揉。

> 肘内侧，尺骨鹰嘴与肱骨内上髁之间的凹陷处。

小海——

一句话提醒
小海穴对牙周炎、牙龈炎有消肿止痛的功效。

这样配穴有特效

小海＋百会、上星、风府、风池，治头痛。

小海＋后溪，治肩膀痛。

贴心提示

按摩此穴可以缓解头痛。此类患者要忌酒，忌高脂肪或辛辣刺激性食物。

DIY 天麻炖兔肉，可清肝、息风、止痛。

Step1 兔肉 100 克，天麻 15 克，菊花 30 克，姜 5 克，盐 3 克。

Step2 将天麻、菊花、兔肉洗净；兔肉切块，用开水拖去血水。

Step3 把全部用料一起放入炖盅内，加开水适量，炖盅加盖，用文火隔开水炖 3 小时，调味即可。

肩贞——肩周炎配伍要穴

肩贞穴有清热散结、通经活络的作用。主要治疗肩周炎、肩胛痛、肩臂风湿痛、手臂麻木不能上举、上肢瘫痪等病症。按摩时用中指或拇指尖点、按、揉。

一句话提醒
对于肩周炎引起的头部无法转动，按揉肩贞穴会有很好的疗效。

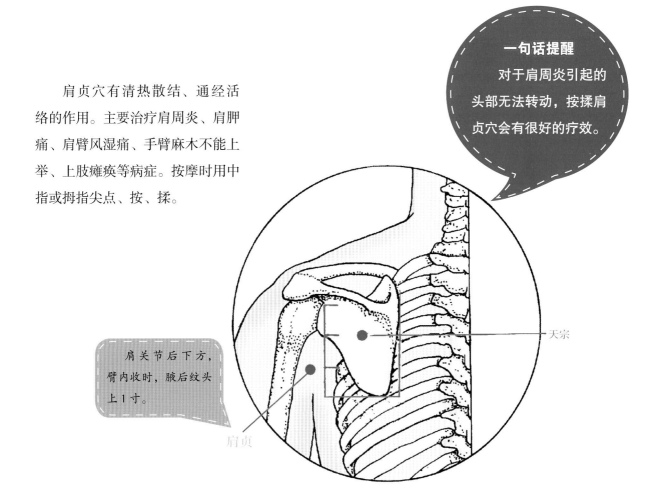

天宗

肩关节后下方，臂内收时，腋后纹头上1寸。

肩贞

这样配穴有特效

肩贞＋肩井、天宗、秉风，治肩胛痛。

肩贞＋天宗、肩髃、肩髎，治肩周炎。

贴心提示

按摩此穴可以治疗肩胛痛，同时避免肩部受凉、受风，饮食宜清淡。

DIY 木瓜排骨汤，可以平肝祛湿、舒筋活络。

Step1 木瓜 1 个，排骨 500 克，生姜、食盐各适量。

Step2 把木瓜去籽、洗净、切块待用；将排骨斩块飞水后待用；生姜切片待用。

Step3 将排骨、木瓜、姜片放入炖锅中，用武火烧开，转文火熬制 1～2 个小时，加入食盐调味即可。

天宗——颈椎病陈疾可除

天宗穴可舒筋活络，清热止痛，宽胸理气。主要治疗肩胛痛、上肢瘫痪、肩周炎、肩臂风湿痛。按摩时用中指或拇指尖点、按、揉。

肩胛部，冈下窝中央凹陷处，与第4胸椎棘突相平。

天宗

一句话提醒
天宗穴可以缓解肩周炎引起的肩臂疼痛、颈椎不适等症状。

这样配穴有特效

天宗＋肩贞、肩髃、肩髎，治肩周炎。

天宗＋肩髎、阳谷，治臂痛。

贴心提示

按摩此穴可以缓解颈椎病的症状。同时坚持做"米"字操，经常游泳，特别是蛙泳。饮食上多食祛风通络之品。

DIY 透骨草煮芹菜，可以祛风湿、降血压。

Step1 芹菜300克，透骨草20克，姜、葱、盐、胡椒粉各适量，油少许。

Step2 透骨草洗净切碎后放入锅内，加入100毫升清水；用武火烧沸，再用文火煮25分钟后滤渣取汁。

Step3 芹菜去黄叶、老梗后洗净，并切成3厘米长的段；姜切片；葱切段。

Step4 将煎煮好的透骨草药汁、芹菜段、姜片、葱段置于炖杯内，加入500毫升清水煮沸后，再加入油及胡椒粉略煮即成。

秉风——肩痛不举找秉风

秉风穴有散风活络、止咳化痰的作用。主要治疗肩周炎、上肢酸麻疼痛、肩臂风湿痛、中风后遗症、颈项强不可回顾。按摩时用中指或拇指尖点、按、揉。

> 肩胛部，冈上窝中央，天宗直上，举臂有凹陷处。

秉风

天宗

一句话提醒
此穴对缓解肩部疼痛有很好的疗效。

这样配穴有特效

秉风＋云门，治肩痛不举。

贴心提示

按摩此穴可以治疗肩痛不举，同时应注意肩部保暖，避免受凉。饮食宜清淡。

DIY 木瓜生姜蜂蜜粥，可以祛湿舒筋、散寒止痛。

Step1 粳米 100 克，木瓜 10 克，生姜 10 克，蜂蜜 10 克。

Step2 将木瓜片装入布袋中，与淘净的粳米、洗净的生姜片同入锅中，加水适量，煮成稠粥，粥将成时取出药袋，趁温加入蜂蜜，调匀即成。

天窗——脸颊肿痛有天窗

天窗穴可活血通络，清热利窍。主要治疗中风口噤、耳鸣、耳聋、颊肿、咽喉肿痛、颈项强痛、甲状腺肿、癫狂、痔疮。按摩时用中指尖点、按、揉。

颈外侧，胸锁乳突肌后缘，扶突后，与喉结平。

一句话提醒

此穴有明目之功效，是治疗眼科疾病的经验穴。

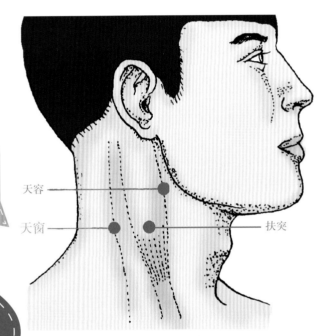

天容　　天窗　　扶突

这样配穴有特效

天窗＋巨髎，治脸颊肿痛。

天窗＋风池、睛明、天柱，治暴盲。

贴心提示

按摩此穴可以缓解水肿症状。此类患者应选用低盐低钠的食物，忌吃腌制的食品。

DIY 山药炖鲤鱼，可以健脾补肾、利水消肿。

Step1 鲤鱼 300 克，山药 200 克，葱、姜、植物油、盐、料酒各适量。

Step2 山药去皮、洗净、切片；鲤鱼去鳞及内脏、洗净。

Step3 炒锅入少许油，上火烧热，放入鱼，煎至皮色略黄。

Step4 锅内加山药、料酒、姜、盐及适量水，中火煮至山药烂熟，放葱花略煮即可。

天容——常揉天容咽喉爽

天容穴可以清热利咽，消肿降逆。主要治疗咽喉炎、扁桃体炎、腮腺炎、耳聋、耳鸣、牙痛、发音困难。按摩时用中指尖点、按、揉。

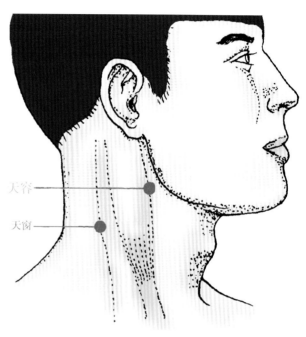

颈外侧，下颌角后方，胸锁乳突肌前缘凹陷中。

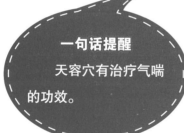

一句话提醒
天容穴有治疗气喘的功效。

这样配穴有特效

天容＋少商、合谷、鱼际，治扁桃体炎。

天容＋听会、听宫、中渚，治耳鸣。

贴心提示

按摩此穴可以缓解咽喉病症，饮食宜清淡，忌辛辣。

DIY 鱼腥草粥，可以清热解毒、利尿通淋。

Step1 鱼腥草 30 克，粳米 100 克，白糖适量。

Step2 将鱼腥草清洗干净，放入清水中浸泡 5 ~ 10 分钟，再水煎取汁。

Step3 把粳米放入鱼腥草的汁中煮，煮成粥后加入白糖服用即可。

Step4 每日 1 剂，连服 3 ~ 5 天。

听宫——耳聋耳鸣别担忧

听宫穴有宣通耳窍、解毒排脓、活血通络之功效。主要治疗耳聋、耳鸣、中耳炎、外耳道炎、牙痛、下颌关节炎。按摩时用中指尖点、按、揉。

面部，耳屏前，下颌骨髁状突后方，张口时凹陷处。

听宫

一句话提醒
耳鸣如蝉声的患者选择此穴调理最佳。

这样配穴有特效

听宫 + 翳风、耳门、中渚，治耳聋。

听宫 + 翳风、外关、中渚，治中耳炎。

贴心提示

按摩此穴对中耳炎患者有帮助。此类患者忌辛辣刺激性食物及腥荤发物，忌烟酒。

DIY 白菜薄荷芦根汤，可以辛凉发散、疏风清热。

Step1 大白菜根 3 个，芦根 10 克，薄荷 3 克。

Step2 上述三味同入锅中，水煎 15～30 分钟，趁热分两次服完。

足太阳膀胱经

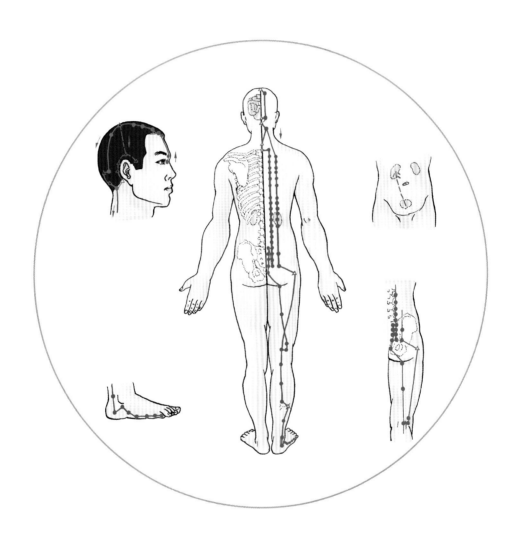

晴明——眼病治疗选晴明

晴明穴有清热明目、祛风通络之功效。主要治疗角膜炎、结膜炎、泪囊炎、屈光不正、视网膜萎缩、视神经炎、视网膜炎、白内障、色盲。按摩时用拇指指尖夹住鼻根，垂直向内眼角深部按、揉。

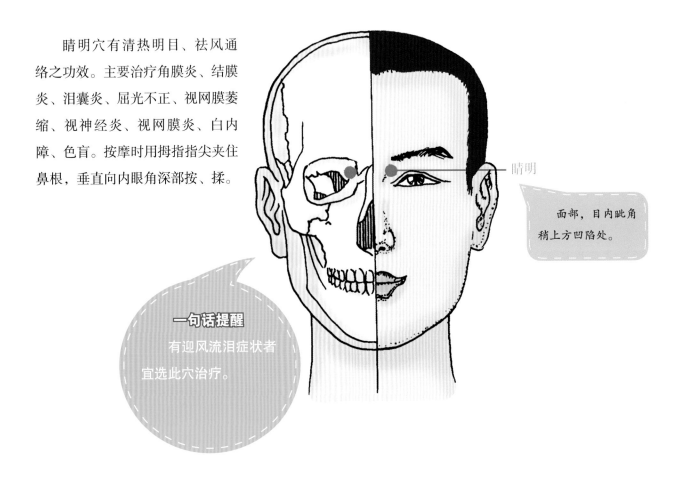

晴明

面部，目内眦角稍上方凹陷处。

一句话提醒

有迎风流泪症状者宜选此穴治疗。

这样配穴有特效

晴明 + 风池、合谷，治视神经炎。

晴明 + 攒竹、合谷、四白，治色盲。

贴心提示

按摩此穴可以缓解眼部疲劳，饮食上多食补益肝肾、祛风明目之品。

DIY 枸杞排骨汤，可以补肝肾、强筋健骨、祛风明目。

Step1 猪排骨 500 克，枸杞子 25 克，生地黄 15 克，葱、盐、酱油各适量。

Step2 猪排骨洗净，剁小块备用。

Step3 将生地放入砂罐内，加入适量清水煎汁去渣。

Step4 猪排骨、枸杞子放入砂锅中，以药汁煨炖至肉烂熟，加入葱花、盐、酱油调味即成。

攒竹——消肿止痛治眼疾

攒竹穴有清热化瘀、消肿止痛、活血行气的功效。主要治疗角膜炎、结膜炎、泪囊炎、青光眼、眼睑痉挛、视网膜炎、头痛、面瘫。按摩时用中指或拇指尖点、按、揉。

面部，眉头内端凹陷处，眶上切迹处。

攒竹

一句话提醒

攒竹穴除了可以消肿止痛外，还具有美容养颜、祛除皱纹的功效。

这样配穴有特效

攒竹＋风池、瞳子髎、太冲、合谷，治青光眼。

攒竹＋风池、睛明、承泣，治视神经萎缩。

贴心提示

按摩此穴对用眼过度者有帮助，饮食上多食养肝明目之品。

DIY 胡萝卜猪肝汤，可以补血、养肝、明目。

Step1 猪肝 200 克，胡萝卜 250 克，姜 3 克，盐 2 克。

Step2 胡萝卜、猪肝分别洗净、切片。

Step3 锅中加水及姜、盐，沸后下胡萝卜、猪肝。待熟后，饮汤，食猪肝及胡萝卜。

天柱——眼科疾病经验穴

天柱穴可清头明目，通畅气血，清心泻热。主要治疗目赤肿痛、咽喉肿痛、头痛、眩晕、神经衰弱、颈椎病、落枕、鼻塞。按摩时用中指或拇指尖点、按、揉。

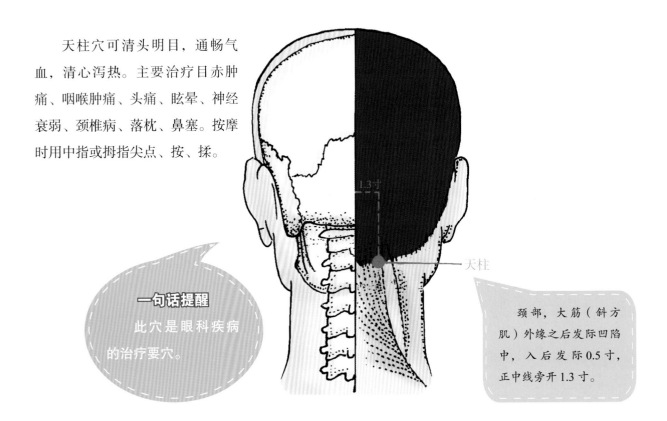

1.3寸

天柱

一句话提醒

此穴是眼科疾病的治疗要穴。

颈部，大筋（斜方肌）外缘之后发际凹陷中，入后发际0.5寸，正中线旁开1.3寸。

这样配穴有特效

天柱＋陶道、昆仑，治目不明。

天柱＋大杼、百会、足临泣，治阵发性头晕。

贴心提示

按摩此穴对眼病患者有帮助。此类患者饮食应以清淡低脂为宜，忌辛辣刺激及热性食物，多吃蔬菜和水果。

DIY枸杞叶粥，可以补益肝肾、清热明目。

Step1 鲜枸杞叶100克，糯米50克，白糖适量。

Step2 将鲜枸杞叶洗净入锅，加水300克，煎至200克，去渣待用。

Step3 将枸杞汁与淘洗干净的糯米、白糖同入砂锅，加水300克，用武火烧开后，再用文火熬煮成稀粥即可。

肺俞——咳嗽哮喘按肺俞

肺俞穴可解表宣肺，祛风散寒，养阴润肺。主要治疗肺炎、肺结核、支气管炎、支气管哮喘、外感咳嗽、百日咳、感冒、胸膜炎、冠心病、风湿性心脏病、小儿营养不良。按摩时用拇指指尖点、按、揉，或用手掌根按、揉。

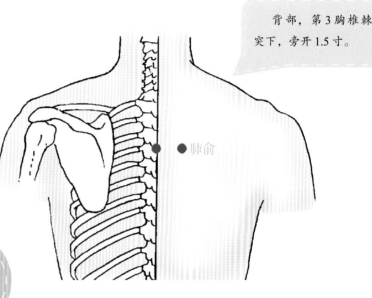

背部，第3胸椎棘突下，旁开1.5寸。

● 肺俞

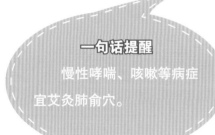

一句话提醒
慢性哮喘、咳嗽等病症宜艾灸肺俞穴。

这样配穴有特效

肺俞＋大椎、膻中、鱼际、合谷，治细菌性肺炎。
肺俞＋大杼、尺泽、内关，治结核性胸膜炎。

贴心提示

按摩此穴对肺炎患者有帮助。此类患者应进食高热量、高维生素、高蛋白的易消化或半流质食物，如有发热症状要多饮水。

DIY 鱼腥草炒鸡蛋，可以清热解毒、滋阴润肺。

Step1 鸡蛋300克，鱼腥草15克，盐、大葱、油各适量。

Step2 鱼腥草洗净，切小段，待用；葱洗净，切葱花；鸡蛋磕入碗内，用筷子顺着一个方向搅匀。

Step3 炒锅置于火上，放油烧热；投入葱花煸香，放入鱼腥草煸炒几下，倒入鸡蛋一起煸炒至成块；加适量清水、少许盐，炒至鸡蛋熟而入味，即可食用。

厥阴俞——久虚劳损的救星

厥阴俞穴有久虚劳损、宽胸理气、活血止痛之功效。主要治疗冠心病、心绞痛、心悸、胸闷、胸胁痛、心血管疾病。按摩时用拇指指尖点、按、揉，或手掌根按、揉。

背部，第4胸椎棘突下，旁开1.5寸。

● 厥阴俞

一句话提醒

厥阴俞配伍膏肓俞，可有效治疗心血管疾病。

这样配穴有特效

厥阴俞 + 内关、膻中、心俞，治冠心病。

厥阴俞 + 心俞、肝俞、三焦俞，治劳瘵。

贴心提示

按摩此穴对冠心病患者有帮助。此类患者要注意防寒保暖，避免感冒。饮食宜清淡、少盐、低脂肪、低胆固醇。

DIY 党参佛手猪心汤，可以宣痹通阳、祛痰化瘀。

Step1 党参 15 克，佛手 10 克，猪心 1 个，绍酒 10 克，素油 30 克，姜、葱、盐各适量，菜胆 100 克，上汤 500 毫升。

Step2 把党参润透切片；佛手、猪心洗净切片；姜拍松，葱切段；菜胆洗净，切成长段。

Step3 把炒勺置中火上烧热，加入素油，烧至六成热时，放姜、葱炒香，加入上汤烧沸，下猪心、党参、佛手煮 15 分钟后，再入菜胆烧沸，煮 3 分钟，加盐即成。

心俞——人体麝香保心丸

心俞穴可以补养心血，滋养心神，清心火，益心气，宁心神。主要治疗心悸、心律不齐、心绞痛、胸背痛、神经衰弱、咳嗽、哮喘、癔症、癫痫、精神病。按摩时用拇指指尖点、按、揉，或手掌根按、揉。

在背部，第5胸椎棘突下，旁开1.5寸。

心俞

一句话提醒
心俞对先天性脾胃虚弱有较好的疗效。

这样配穴有特效

心俞 + 内关、少府、神门，治早搏。

心俞 + 天井、神道，治悲愁恍惚。

贴心提示

按摩此穴对心脏病患者有帮助。此类患者要切忌暴饮暴食，控制脂肪和盐的摄入，避免寒冷刺激。

DIY 党参田七炖鸡，可以补心气、活心血。

Step1 鸡肉 100 克，党参 15 克，三七 10 克，葱、姜、盐、黄酒各适量。

Step2 先将田七研成细粉，备用；党参切片，用纱布袋装后扎口备用。

Step3 将党参布袋、鸡肉与适量水同入锅中，加葱、姜、盐、料酒，用文火炖至肉烂，加入田七粉，拌匀即成。

肝俞——肝胆疾病特效穴

肝俞穴可以疏肝解郁，调达气血，理气明目，安神息风。主要治疗肋胁痛、胆石症、急慢性肝炎、慢性胃炎、胃扩张、胃肠出血、视网膜出血、青光眼、夜盲、泪囊炎、神经衰弱、中风。按摩时用拇指指尖点、按、揉，或手掌根按、揉。

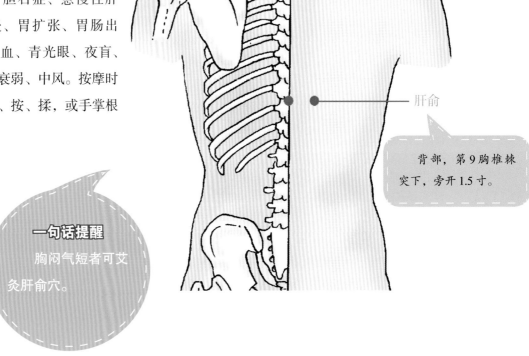

肝俞

背部，第9胸椎棘突下，旁开1.5寸。

一句话提醒

胸闷气短者可艾灸肝俞穴。

这样配穴有特效

肝俞＋胆俞、脾俞、胃俞、三阴交，治肝硬化。

肝俞＋内关、期门、阴陵泉，治胆石症。

贴心提示

按摩此穴对肝病患者有帮助。此类患者应避免过度劳累，保持好心情，不发怒，不抑郁。饮食不过量，不酗酒。

DIY金针菇猪肝汤，可以补肝利胆、益气明目。

Step1 猪肝300克，金针菇100克，盐、香油少许。

Step2 猪肝切片，用淀粉拌匀，和金针菇一起倒入锅中，加入盐、香油同煮，猪肝煮熟即可。

胆俞——治疗胆囊见奇效

胆俞穴有疏肝利胆、清热化湿、安神息风的作用。主要治疗胆囊炎、急慢性肝炎、黄疸、急性胃炎、食道狭窄、呕吐、腹胀、口苦、肺痨、头痛、高血压病、胸膜炎。按摩时用拇指指尖点、按、揉，或用手掌根按揉。

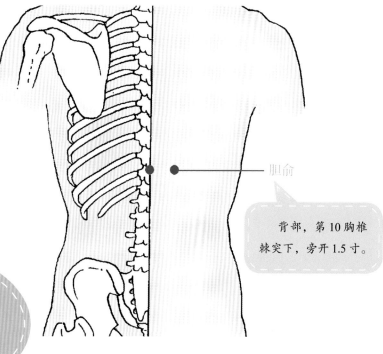

胆俞

背部，第10胸椎棘突下，旁开1.5寸。

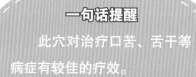

一句话提醒

此穴对治疗口苦、舌干等病症有较佳的疗效。

这样配穴有特效

胆俞＋期门、足三里、三阴交，治胆囊炎。

胆俞＋章门、期门、行间，治胸胁痛。

贴心提示

按摩此穴对胆囊炎患者有帮助。此类患者应少食多餐，选择低脂、低胆固醇及富含维生素的食物，忌辛辣刺激性食品。

DIY 金钱竹叶粥，可以疏肝泻热、行气止痛。

Step1 金钱草30克，竹叶10克，粳米50克，白糖适量。

Step2 将金钱草、竹叶择净，放入锅中，加适量清水，浸泡10分钟，水煎取汁。

Step3 将药汁加入粳米煮粥，待熟时，调入白糖，再煮一二沸即成，每日1剂。

脾俞——补气养血有保障

脾俞穴可以健脾和胃，补养气血，利湿升清，生血补虚。主要治疗胃溃疡、胃炎、胃下垂、胃痉挛、胃扩张、胃出血、神经性呕吐、消化不良、肠炎、痢疾、肝炎、贫血、糖尿病、肾炎、小儿夜盲、荨麻疹。按摩时用拇指指尖点、按、揉，或用手掌根按、揉。

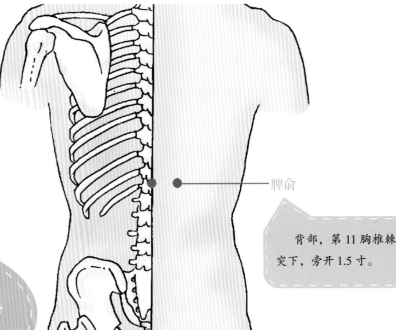

脾俞

背部，第 11 胸椎棘突下，旁开 1.5 寸。

一句话提醒

凡食欲不振或食欲虽好但身体瘦弱者均应选此穴调理。

这样配穴有特效

脾俞＋胃俞、中脘、足三里，治功能性消化不良。

脾俞＋胃俞、天枢、神阙，治痢疾。

贴心提示

按摩此穴对胃病患者有帮助。此类患者应食用细软、易消化的食物，少食多餐，忌辛辣生冷食物，禁酒。

DIY 参苓粥，可以益气补虚、健脾养胃。

Step1 党参 15 克，茯苓 15 克，生姜 3 片，粳米 100 克，冰糖适量。

Step2 党参、生姜切片，茯苓研成粗末，浸泡 30 分钟后煎取药汁两次。

Step3 将两次药汁混合，分早、晚两次与粳米同煮，待粥熟时，放入冰糖即可。

胃俞——脾胃健康身体好

胃俞穴可健脾和胃，理中降逆。主要治疗胃炎、胃癌、胃痉挛、吐酸、呕吐、消化不良、胃下垂、腹痛、腹胀、肠炎、水肿、咳嗽、虚劳、肝炎、糖尿病、便秘、脱肛。按摩时用拇指指尖点、按、揉，或用手掌根按、揉。

一句话提醒
凡与脾胃相关的疾病，均可通过艾灸脾俞和胃俞两穴来治疗。

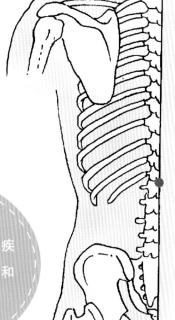

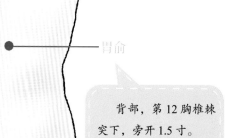

胃俞

背部，第 12 胸椎棘突下，旁开 1.5 寸。

这样配穴有特效

胃俞 + 中脘、内关、足三里、梁丘，治胃痉挛。

胃俞 + 中脘、肝俞、脾俞，治腹胀。

贴心提示

按摩此穴可以缓解胃痉挛。同时要避免腹部受寒，忌食生冷刺激性食物，忌暴饮暴食，忌烟酒。

DIY 胡椒炖老鸭汤，可以温中散寒、健脾开胃。

Step1 老鸭 1500 克，猪肘 640 克，火腿 40 克，胡椒 12 克，姜、盐各适量。

Step2 鸭洗净，去尾及油脂，滴干水；胡椒、火腿洗净，放鸭腹腔内，用线缝合；猪肘洗净。

Step3 起油锅，用姜片爆至鸭表面微黄。

Step4 将全部材料放入炖盅，加水滚开，隔水炖 4 小时 30 分钟，加盐调味即可。

肾俞——诸虚百损保命穴

肾俞穴有生精化髓、纳气归根、益肾助阳、强腰利水祛湿之功效。主要治疗急性肾小球肾炎、遗尿、尿血、水肿、阳痿、早泄、男性不育、月经不调、痛经、白带、子宫垂脱、失眠、耳鸣、耳聋、糖尿病、中风、半身不遂、腰背痛、腰椎骨质增生。按摩时用拇指指尖点、按、揉，或用手掌根按、揉。

背部，第 2 腰椎棘突下，旁开 1.5 寸。

肾俞

0.5 寸
会阳

一句话提醒

虚劳、少气、腰寒如冰等虚证常艾灸肾俞穴。

这样配穴有特效

肾俞＋肺俞、足三里、中极、三阴交，治肾小球肾炎。

肾俞＋膀胱俞、关元、阴陵泉、三阴交，治前列腺炎。

贴心提示

按摩此穴对肾病患者有帮助。此类患者宜食清淡、易消化的食物，忌海鲜、牛羊肉、辛辣刺激性食物、酒及一切发物，宜食新鲜蔬菜和适量水果。

DIY 海带绿豆汤，可以清热利湿。

Step1 鲜海带 60 克，绿豆 100 克，白砂糖 10 克。

Step2 将海带浸透，洗净切丝；绿豆洗净，清水浸半小时。

Step3 把全部用料一起放入锅内，加清水适量，武火煮沸后，文火煮 1 小时，放白糖调味，再煮沸即可。

次髎——女性更年守护者

次髎穴有补肾壮阳、补益下焦、强腰利湿的功效。主要治疗月经不调、盆腔炎、子宫内膜炎、附件炎、子宫垂脱、阴痒、遗精、阳痿、睾丸炎、腰痛、坐骨神经痛、下肢瘫痪、膝关节炎、便秘、尿潴留。按摩时用拇指指尖点、按、揉，或用手掌根按、揉。

次髎

在骶部，髂后上棘与后正中线之间，第2骶后孔处。

0.5寸
会阳

一句话提醒
如腰部以下至足寒冷麻木，艾灸次髎穴疗效甚佳。

这样配穴有特效

次髎＋中极、地机，治痛经。

次髎＋中髎、命门、肾俞，治停经。

贴心提示

按摩此穴可以治疗痛经，同时应避免受寒感冒以及剧烈运动，饮食宜清淡、易消化，忌生冷寒凉的食物。

DIY 猪肉归姜汤，可以补中益气、养血调经、温中暖下。

Step1 猪瘦肉 200 克，当归、生姜各 25 克，盐适量。

Step2 将猪肉洗净，切块；生姜洗净，切片，备用。

Step3 砂锅内加水适量，放入猪肉块、生姜片、当归，武火烧沸后，改用文火煎 50 分钟，弃姜片、当归，调入盐，吃肉喝汤。

中髎——女性更年加次髎

中髎穴有补益下焦、强腰利湿之功效。主要治疗月经不调、盆腔炎、子宫内膜炎、附件炎、子宫垂脱、阴痒、遗精、阳痿、睾丸炎、腰痛、坐骨神经痛、下肢瘫痪、膝关节炎、便秘、尿潴留。按摩时用拇指指尖点、按、揉，或用手掌根按揉。

在骶部，髂后上棘与后正中线之间，第3骶后孔处。

中髎

0.5寸
会阳

一句话提醒

男性五劳七伤、腰痛，宜按揉或艾灸中髎穴。

这样配穴有特效

中髎+肾俞、带脉、中极、关元，治白带。

中髎+委阳、志室，治小便淋漓。

贴心提示

按摩此穴对白带异常患者有益。此类患者应选择健脾利湿的食物，如山药、扁豆、白果等。饮食宜清淡，多喝水。

DIY马齿苋芡实瘦肉汤，可以清热解毒、祛湿止带。

Step1 马齿苋50克，芡实米100克，瘦猪肉150克，盐适量。

Step2 将马齿苋去杂物，洗净，用刀切成段；瘦猪肉、芡实洗净。

Step3 把马齿苋、瘦猪肉、芡实一起放入锅内，加清水适量，先用武火煮滚，改用文火煲2小时，加入盐调味即可。

委中——腰腿健康走四方

委中穴可舒筋活络，泻热清暑，凉血解毒，活血化瘀。主要治疗腰背疼痛、坐骨神经痛、风湿性关节炎、中风昏迷、半身不遂、腹痛、遗尿、痔疮、疟疾、湿疹、疔疮、丹毒。按摩时用拇指尖点、按、揉。

委中

在腘横纹中点。

一句话提醒

在委中穴处刺血，可快速缓解膝关节肿痛不可屈伸的顽疾。

这样配穴有特效

委中 + 膝关、足三里、阴市，治膝关节肿痛。

委中 + 大椎、曲池，治丹毒。

贴心提示

按摩此穴可以缓解腰腿痛，饮食上应多食壮筋健骨之品。

DIY 杜仲炖猪蹄，可以壮筋健骨、祛风行血。

Step1 杜仲 15 克，怀牛膝 20 克，胡椒根 15 克，猪蹄约 200 克。

Step2 将猪蹄去毛洗净后，加入药材和适量水同煮，直至猪蹄熟软，喝汤吃蹄肉。

膏肓——虚劳痼疾的克星

膏肓有益气补虚、培中固本、扶正祛邪的功效。主要治疗咯血、肺结核、支气管哮喘、咳喘、胸膜炎、神经衰弱、久病体虚、各种慢性虚损性疾病。按摩时用拇指指尖点、按、揉，或用手掌根按、揉。

> 在背部，第4胸椎棘突下，旁开3寸。

膏肓

一句话提醒
此穴是久病体弱及各种慢性虚损性疾病的治疗要穴，也是治痨要穴。

这样配穴有特效

膏肓＋太渊、肺俞、大椎，治肺结核。

膏肓＋肾俞、关元、气海、足三里，治气喘。

贴心提示

按摩此穴对肺结核患者有帮助。此类患者应多食富含蛋白质的食物，忌辛辣上火的食物。

DIY 沙参玉竹老鸭汤，可以滋阴清肺、润燥生津。

Step1 沙参30克，玉竹50克，老鸭半只，姜适量。

Step2 老鸭洗净，斩件；沙参、玉竹洗净。

Step3 锅中加适量水，放入老鸭，武火煮开，撇去浮沫及表面的油。

Step4 加入沙参、玉竹，文火煲熟，调味即可。

承山——小腿抽筋莫惊慌

承山穴可以理气止痛，舒筋活络，清热消痔。主要治疗腰背痛、坐骨神经痛、下肢瘫痪麻木、小腿痛、足跟痛、腓肠肌痉挛、痔疮、脱肛、小儿惊厥。按摩时用拇指尖点、按、揉。

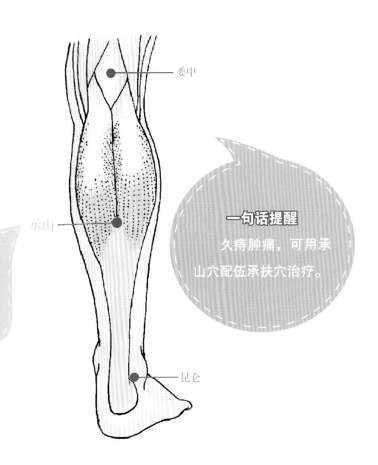

委中

承山

昆仑

小腿后正中，委中与昆仑之间，足跟上提时腓肠肌肌腹下出现的尖角凹陷处。

一句话提醒

久痔肿痛，可用承山穴配伍承扶穴治疗。

这样配穴有特效

承山＋委中、阳陵泉、昆仑，治腿痛转筋。

承山＋承筋、下廉、昆仑，治足跟痛。

贴心提示

按摩此穴可以治疗因缺钙、劳累、受寒引起的腿抽筋，饮食上应选择富含钙质的食物。

DIY 透骨草炖猪蹄，可以祛风湿、强筋骨。

Step1 猪蹄 300 克，透骨草 20 克，料酒、姜、葱、盐、胡椒粉、油各适量。

Step2 将透骨草洗净切碎，放入纱布袋内扎紧袋口；猪蹄去毛洗净；姜切片，葱切段。

Step3 将透骨草药包、猪蹄、姜片、葱段及料酒一同置于炖锅内；加入 1500 毫升清水，用武火烧沸，再用文炖煮 45 分钟；加入盐、油、胡椒粉略煮即成。

飞扬——恢复腰肌之青春

飞扬穴有清热安神、舒筋活络之功效。主要治疗腰腿痛、下肢无力、风湿性关节炎、肾炎、膀胱炎、头痛、鼻出血、鼻塞。按摩时用拇指尖点、按、揉。

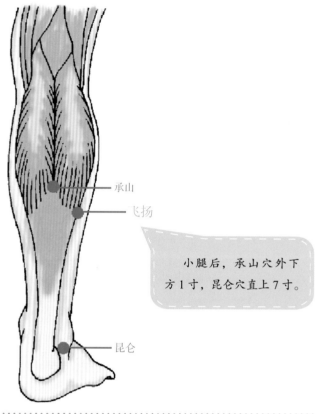

承山

飞扬

昆仑

小腿后，承山穴外下方1寸，昆仑穴直上7寸。

一句话提醒

常按揉此穴对治疗慢性腰肌劳损有很好的疗效。

这样配穴有特效

飞扬＋束骨、承筋，治腰痛。

飞扬＋肺俞，治头晕眼花。

贴心提示

按摩此穴可以治疗慢性腰肌劳损，同时要避免待在潮湿的生活环境，腰部不可受力过度，坚持腰部锻炼。饮食上多食强筋壮骨之品。

DIY 鹿筋煲花生，可以补脾暖胃、强筋壮骨。

Step1 鹿筋 100 克，花生米 200 克，料酒、盐、葱、姜、肉汤各适量。

Step2 鹿筋洗净，加开水浸泡，水冷换开水，反复多次，待鹿筋发胀后待用。花生米洗净。

Step3 将发好的鹿筋切成条块，加入葱、姜、料酒和水，将鹿筋煨透。

Step4 将煨好的鹿筋放入砂锅中，将花生米、料酒、盐、姜、肉汤同放锅内，文火炖至鹿筋、花生米熟烂即成。

昆仑——脚腕扭伤按昆仑

昆仑穴有散风寒、解表邪、安神清热、舒筋活络之功效。主要治疗头项强痛、腰背痛、坐骨神经痛、下肢瘫痪、膝关节炎、踝关节炎、神经性头痛、痔疮出血、甲状腺肿大。按摩时用拇指尖点、按、揉。

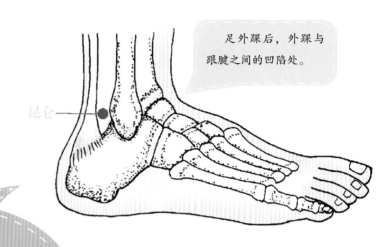

昆仑

足外踝后，外踝与跟腱之间的凹陷处。

一句话提醒

昆仑穴对于治疗脚腕肿痛不敢着地效果良好。

这样配穴有特效

昆仑 + 水沟、委中、腰阳关，治急性腰扭伤。

昆仑 + 合谷、复溜，治背痛不得屈伸。

贴心提示

按摩此穴可以缓解急性腰扭伤的症状。饮食上应选择活血理气之品。疼痛缓解后，应加强体育锻炼，以促进血液循环，增加肌力。

DIY 伸筋汤，可以补益气血、祛风除湿、舒筋活络。

Step1 猪蹄 500 克，伸筋草、宣木瓜、千年健、生薏苡仁各 60 克，盐少许。

Step2 猪蹄去毛洗净，切小块；中药饮片用纱布包好，备用。

Step3 猪蹄及中药包放入砂锅中，加适量水，文火煨烂后去药渣，加盐调味即可。

申脉——常揉申脉睡得香

申脉穴有清热、安神、疏风、利腰膝之功效。主要治疗头痛、失眠、心悸、口眼㖞斜、中风不语、半身不遂、动脉硬化、腰髋疼痛、坐骨神经痛、外踝关节痛、腓肠肌痉挛、腰腿痛。按摩时用拇指尖点、按、揉。

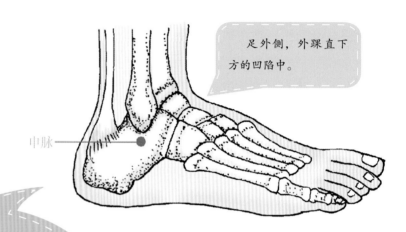

足外侧，外踝直下方的凹陷中。

申脉

一句话提醒

足踝以下疾病，宜灸照海和申脉二穴。用指尖按压，在疼痛处艾灸最有效。

这样配穴有特效

申脉＋昆仑、解溪、跗阳，治踝关节痛。

申脉＋合谷、外关、内庭，治伤寒发热。

贴心提示

按摩此穴可以治疗风寒湿邪引起的腰腿疼痛，同时应注意腰腿部的防寒保暖，不过度劳累，不提重物，避免久站久坐，尽量选择硬板床。饮食上应多食活血通痹之品。

DIY 牛膝羊肉汤，可以养血强筋、活血通痹。

Step1 羊肉 100 克，玉竹 15 克，川牛膝、枸杞子各 12 克，当归 10 克，生姜、盐少许。

Step2 羊肉洗净，切成小丁。

Step3 将羊肉和其余材料同入瓦锅内，加适量水，文火煮 2～3 小时至羊肉酥烂，加盐调味即成。

束骨——强腰壮膝腿脚灵

束骨穴可舒筋活络，强腰壮膝，清头明目。主要治疗腰背疼痛、坐骨神经痛、小腿剧痛、神经性头痛、结膜炎、耳聋、颈项强痛不得回顾、身热目黄。按摩时用拇指尖点、按、揉，或用拇指横骨硌揉。

一句话提醒
按摩此穴可以缓解脚部寒凉的症状。

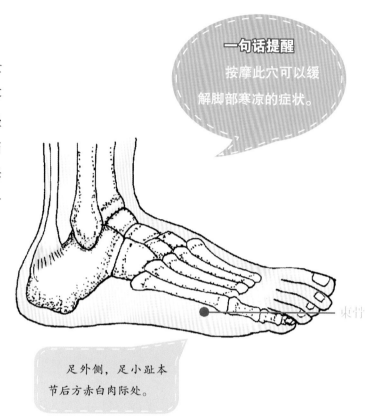

足外侧，足小趾本节后方赤白肉际处。

束骨

这样配穴有特效

束骨 + 至阴，治小腿剧痛。

束骨 + 冲阳，治疟疾。

贴心提示

按摩此穴可以治疗腰腿疼痛，同时应做到饮食均衡，蛋白质、维生素含量宜高，脂肪、胆固醇宜低，防止肥胖，戒烟控酒。

DIY 宽筋藤猪尾汤，可以祛风湿、舒筋络、壮骨健腰。

Step1 宽筋藤 30 克，猪尾 450 克，蜜枣 5 粒，盐适量。

Step2 宽筋藤、蜜枣洗净；猪尾斩件、洗净。

Step3 将猪尾入沸水锅中略煮，去除血水。

Step4 将清水 1800 克放入瓦锅内，煮沸后加入宽筋藤、猪尾、蜜枣，武火煲滚后，改文火煲 3 小时，加盐调味即成。

足少阴肾经

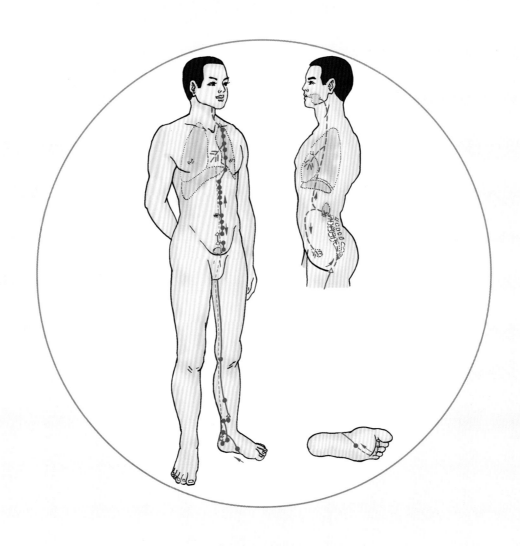

涌泉——血压正常精神爽

涌泉穴有苏厥开窍、滋阴益肾、平肝息风、滋肾养肝之功效。主要治疗高血压病、晕车、晕船、脑出血、休克、心悸、头顶痛、心肌炎、咳嗽、咽喉痛、癫痫、精神病。按摩时用拇指尖点、按、揉。

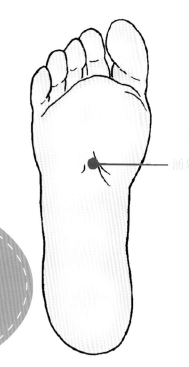

足底部，卷足时，足前部凹陷处，足2、3趾趾缝纹头端与足跟中点连线的前1/3处。

涌泉

一句话提醒

涌泉穴能治疗多种疑难杂症，古人称此穴无所不治。故常按揉此穴有很好的保健功效。

这样配穴有特效

涌泉+神门、少商、心俞，治癫狂。

涌泉+巨骨、膻中，治咯血。

贴心提示

按摩此穴对高血压患者有帮助。此类患者应少食多餐，选用高纤维素、低盐、低脂食物，多吃水果、蔬菜及谷物。

DIY 红枣海参淡菜粥，具有滋补肝肾、降低血压的作用。

Step1 粳米100克，海参50克，枣（干）20克，淡菜（干）50克。

Step2 大枣洗净，去核切片；海参用清水发透，切成颗粒；淡菜洗净，切成小块；粳米淘洗干净。

Step3 将粳米、大枣、海参、淡菜及800毫升清水同入锅中；然后将锅置武火上烧沸，再改用文火煮45分钟即成。

然谷——降低血糖有功效

然谷穴可益气固肾，清热利湿，滋肾益精。主要治疗糖尿病、精液缺乏症、阳痿、遗精、尿道炎、月经不调、阴痒、膀胱炎、食欲不振、自汗或盗汗。按摩时用中指或拇指尖点、按、揉。

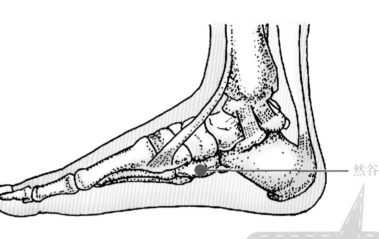

然谷

一句话提醒
然谷是治疗糖尿病的经验要穴，宜经常按揉。

足内侧缘，足舟骨粗隆前下方的凹陷处。

这样配穴有特效

然谷＋阴谷、阴交、中封、太冲，治阳痿。

然谷＋气海、中极、关元，治不孕症。

贴心提示

按摩此穴对阳痿患者有帮助。此类患者应节制房事，防止身心过劳，保证睡眠，积极锻炼身体，放松心情。多食有营养、蛋白质含量多的食物。

DIY 鸡肉炖苁蓉，可以补肾、助阳、益气。

Step1 童子鸡 1000 克，肉苁蓉 30 克，盐、料酒各适量。

Step2 将鸡宰杀，去毛洗净，切块；肉苁蓉洗净，滤干，放入纱布袋内，扎紧口。

Step3 药包与鸡肉共入砂锅内，加料酒和水，先用武火煮沸，再用文火慢炖，至鸡肉熟烂，加入盐调味即成。

太溪——虚劳补肾保健康

太溪穴有滋阴生津、壮阳滋肾、补益填精的作用。主要治疗失眠、健忘、耳鸣、耳聋、咽喉肿痛、咳喘、月经不调、阳痿、腰痛、内踝痛、遗尿、肾炎、膀胱炎。按摩时用拇指尖点、按、揉。

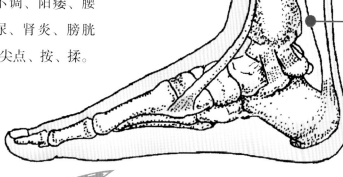

足内侧缘，内踝后方，内踝尖与跟腱之间的凹陷处。

太溪

一句话提醒

心绞痛发作时，太溪配伍然谷穴一起按揉，症状可得到快速缓解。

这样配穴有特效

太溪＋照海、白环俞、关元、三阴交，治遗精。

太溪＋肾俞，治肾虚耳聋。

贴心提示

按揉太溪穴对大病久病或身体长期失调引起的虚劳有很好的治疗作用。

DIY 白糖核桃栗子糊，可以补肝肾、壮筋骨。

Step1 核桃 40 克，栗子（鲜）40 克，白砂糖 40 克。

Step2 先将栗子炒熟去皮，再与核桃仁一起捣成泥。

Step3 加入白糖拌匀后放入碗中，用沸水调拌后服用。

大钟——调理二便排毒素

大钟穴可益肾平喘，清热降逆。主要治疗支气管哮喘、嗜睡、惊恐、痴呆、神经衰弱、腰脊强痛、足跟痛、小便不利、便秘。按摩时用中指或拇指尖点、按、揉。

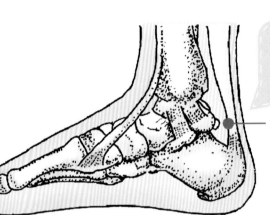

足内侧缘，内踝后下方，跟腱附着部内侧的前方凹陷处。

——大钟

一句话提醒
大钟穴对前列腺炎造成的小便淋漓有较好的疗效。

这样配穴有特效

大钟 + 然谷、心俞，治咳血。
大钟 + 京骨、大陵，治惊恐。

贴心提示

按摩此穴对哮喘患者有帮助。此类患者要注意日常生活环境，卧室既要保持一定的温度和湿度，又要保持空气流通；加强锻炼以增强体质，饮食方面少吃鲜海鱼、虾、蟹、秋茄等食物。

DIY 天门冬粥，可以滋阴润肺、生津止咳。

Step1 粳米 60 克，天门冬 20 克，冰糖 20 克。

Step2 将天门冬放入砂锅中，加清水适量煎煮，煮 30 分钟后，过滤去渣取汁，再加清水煎煮取汁，如此煎煮取汁 3 次。

Step3 以药汁加洗净粳米煮粥，至熟后加入冰糖再煮 1 ~ 2 沸即可。

水泉——常揉水泉眼明亮

水泉穴可以清热益肾，通经活络，调经止带。主要治疗近视、两目昏花、小便不利、膀胱炎、泌尿系统感染、尿道炎、月经不调、闭经。按摩时用中指或拇指尖点、按、揉。

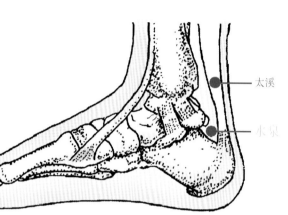

足内侧缘，内踝后下方，太溪穴直下1寸，跟骨结节内侧凹陷处。

太溪

水泉

一句话提醒

妇科小便淋漓，宜选水泉穴治疗。

这样配穴有特效

水泉＋肾俞、膀胱俞、阴陵泉，治癃闭（小便难）。

水泉＋蠡沟、气穴、中极，治月经不调。

贴心提示

按摩此穴对月经不调患者有帮助。此类患者应保持规律的生活、充足的睡眠、均衡的营养。平时勿焦虑紧张，保持愉悦的心情，增强身体的抵抗力。饮食上忌生冷寒凉的食物。

DIY 当归牛肉汤，可以养血调经。

Step1 牛肉500克，当归50克，红枣10个，盐、姜各适量。

Step2 牛肉洗净，切块；当归、红枣（去核）洗净。

Step3 把全部用料放入锅内，加清水适量，武火煮滚后，改文火煲2～3小时，调味食用。

照海——咽喉舒畅的秘诀

照海穴有清热滋阴、润燥生津、滋润咽喉、调理冲任的功效。主要治疗慢性咽炎、咽喉干燥、扁桃体炎、面黑、月经不调、痛经、便秘、神经衰弱、四肢浮肿、精神忧郁。按摩时用拇指尖点、按、揉。

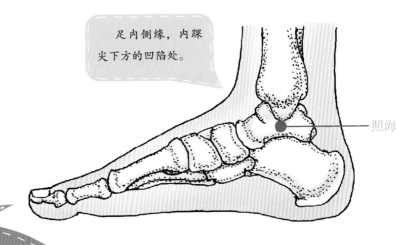

足内侧缘，内踝尖下方的凹陷处。

照海

一句话提醒

照海穴通阴跷脉，治疗慢性咽炎、咽喉肿痛最有效。

这样配穴有特效

照海＋肺俞、太溪、阴谷，治咽炎。

照海＋水沟、足三里、三阴交，治四肢浮肿。

贴心提示

按摩此穴可以治疗咽炎，同时应吃富含胶原蛋白、弹性蛋白以及富含 B 族维生素的食物，不吃煎炸和辛辣刺激性食物。

DIY 橄榄海蜜茶，可以清热解毒、利咽润喉。

Step1 橄榄 3 克，胖大海 3 枚，绿茶 3 克，蜂蜜 1 匙。

Step2 先将橄榄放入清水中煮片刻，然后冲泡胖大海及绿茶，焖盖片刻，入蜂蜜调匀，饮之。每日 1～2 剂。

复溜——肾炎医治早动手

复溜穴可滋阴补肾，温阳利水。主要治疗水肿、肾炎、肠鸣、腹胀、热病、身热无汗、盗汗、善怒多言、早泄、遗精、糖尿病、腰背痛、下肢痛。按摩时用拇指尖点、按、揉。

一句话提醒
先按揉尺泽穴，再按揉复溜穴，可有效降低血压。

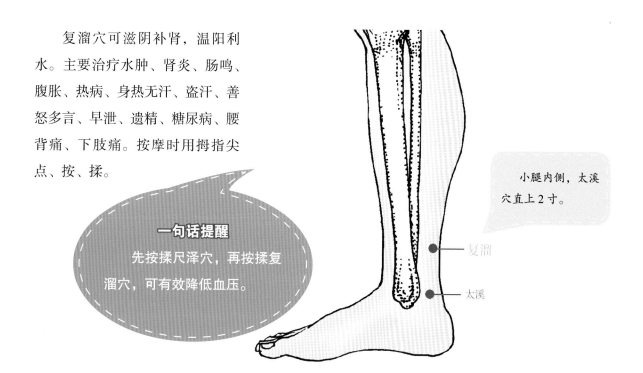

小腿内侧，太溪穴直上 2 寸。

复溜

太溪

这样配穴有特效

复溜 + 陷谷、温溜、阳纲，治肠鸣。

复溜 + 肾俞、太溪、三阴交，治糖尿病。

贴心提示

按摩此穴对肾脏病人有帮助，同时应避免过度劳累，但适当的锻炼可以增强体质，提高抵抗力。有水肿现象的病人饮食上要控制盐的摄取。

DIY 杜仲爆羊腰，可以补肾强腰。（发烧或水肿严重时禁用）

Step1 羊腰 500 克，杜仲 15 克，五味子 6 克，植物油、酱油、葱、姜、盐、黄酒、淀粉各适量。

Step2 将杜仲、五味子加水 3 杯，煎煮 40 分钟，去渣取汁，再用文火浓缩致半杯备用。

Step3 羊腰洗净，去筋膜、臊腺，切成小块腰花，用黄酒和淀粉着芡备用。

Step4 炒锅入油至七分热，加入葱段、姜片、羊腰花，爆炒至腰花嫩熟，调以药汁、酱油，略翻炒即成。

交信——调理月经经验穴

交信穴有益肾调经、清热利湿、调理二便的功效。主要治疗月经不调、崩漏、淋漓不止、便秘、睾丸肿痛、下肢内侧麻痛、功能性子宫出血、痢疾、肠炎。按摩时用拇指尖点、按、揉。

一句话提醒
膝关节内侧疼痛可按揉此穴缓解症状。

交信 —— 复溜

小腿内侧，太溪穴直上 2 寸，复溜穴前 0.5 寸，胫骨内侧缘后方。

太溪

这样配穴有特效

交信 + 阴包，治月经不调。

交信 + 复溜，治五淋。

贴心提示

按摩此穴可以治疗因内分泌紊乱造成的月经不调，同时应选择规律的生活，不要过劳、过于焦虑。饮食宜清淡，多吃富含铁和维生素的食物。

DIY 生姜当归羊肉汤，可以益肾、养血、调经。

Step1 羊肉 200 克，生姜 20 克，当归 15 克，熟附片 9 克，葱、蒜、盐、料酒各适量。

Step2 生姜、当归洗净、切片；葱切段；大蒜去皮；羊肉洗净、切块，入沸水锅氽去血水。

Step3 熟附片洗净，放入锅内，加适量清水，用文火煎 1 小时，捞出待用。

Step4 将羊肉、当归、蒜、料酒、熟附片、生姜、葱、盐同放炖锅中，加适量清水，置武火上烧沸，转用文火炖 3 小时，即可食用。

筑宾——无毒身轻按筑宾

筑宾穴可以调理下焦，清心祛痰，宁心安神。主要治疗癫痫、精神病、肾炎、膀胱炎、尿路感染、盆腔炎、睾丸炎、小儿胎毒、舌炎、腓肠肌痉挛、腿软无力。按摩时用拇指尖点、按、揉。

一句话提醒
按揉此穴可以帮助排除因长期服药而淤积的毒素。

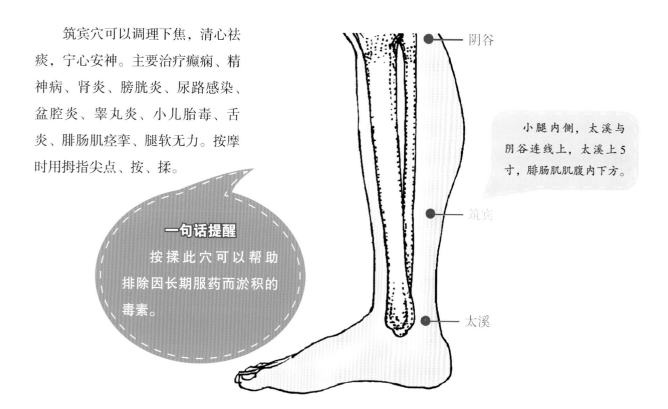

阴谷

小腿内侧，太溪与阴谷连线上，太溪上5寸，腓肠肌肌腹内下方。

筑宾

太溪

这样配穴有特效

筑宾＋巨阙，治癫狂。

筑宾＋会阴、大敦，治小儿疝气。

贴心提示

按摩此穴对有癫狂病症的人有帮助，同时饮食要清淡，多吃含钙的食物，禁酒。

DIY 龙眼童子鸡，可以补气血、安心神。

Step1 童子鸡 1000 克，桂圆肉 30 克，料酒、葱、姜、盐各适量。

Step2 将鸡去内脏，斩脚爪，把鸡腿别在鸡翅下团起来，放入沸水锅中汆一下，捞出洗净。

Step3 将鸡放入汤锅内，加上洗净的龙眼肉及料酒、葱、姜、盐和清水，煮 1 小时左右；取出葱、姜，将肉撕碎，即可食用。

阴谷——女性健康有保障

阴谷穴有益肾调经、理气止痛、清热止带的作用。主要治疗阴道炎、子宫出血、月经不调、崩漏、赤白带下、外阴炎、阴中痛、阴囊湿疹、阳痿。按摩时用中指或拇指尖点、按、揉。

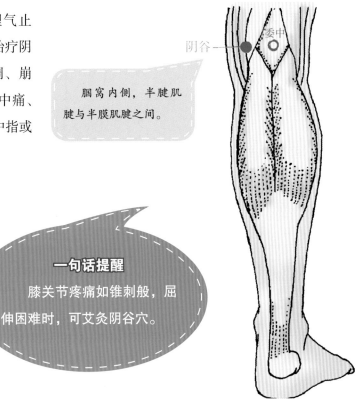

阴谷 委中

腘窝内侧，半腱肌腱与半膜肌腱之间。

一句话提醒

膝关节疼痛如锥刺般，屈伸困难时，可艾灸阴谷穴。

这样配穴有特效

阴谷＋肾俞、志室、太冲，治阴痛。

阴谷＋血海、三阴交，治崩漏。

贴心提示

按摩此穴可以缓解崩漏症状，同时应避免重体力劳动和剧烈运动，保证睡眠及精神愉快，饮食上多吃蛋白质含量丰富的食物以及蔬菜和水果。

DIY 黑木耳煲红枣，可以健脾益气、调理气血。

Step1 水发木耳 40 克，红枣（干）30 克。

Step2 木耳、红枣洗净，放入锅内，加水适量，文火煎煮 30 分钟即可。

肓俞——气滞胃痛首选穴

肓俞穴可以理气和胃，降逆止痛，通经活络。主要治疗胃痉挛、呕吐、绕脐腹痛、腹胀、腹泻、痢疾、肠炎、肠麻痹、习惯性便秘。按摩时用中指或拇指尖点、按、揉。

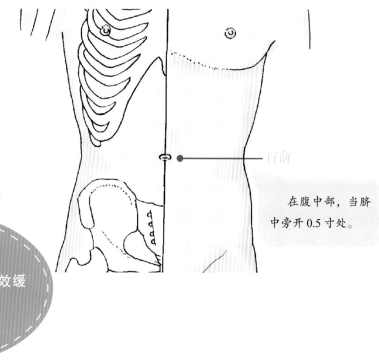

肓俞

在腹中部，当脐中旁开 0.5 寸处。

一句话提醒

按揉肓俞穴可有效缓解大便干燥的症状。

这样配穴有特效

肓俞＋水分、阴交，治绕脐腹痛。

肓俞＋肝俞、太溪、行间，治寒疝。

贴心提示

按摩此穴对胃病患者有帮助。此类患者饮食上应避免过冷、过硬、过热、过凉的食物。要少食多餐，细嚼慢咽。

DIY 山药玉米粥，可以益气健脾、补肾强筋。

Step1 玉米 90 克，山药 60 克，莲子 50 克，冰糖 30 克。

Step2 将山药切成细丝；莲子去心并磨成粉。

Step3 将玉米、山药入锅，并加入适量水，同煮 30 分钟；再放入莲子粉、冰糖，煮成胶状稀粥即成。

手厥阴心包经

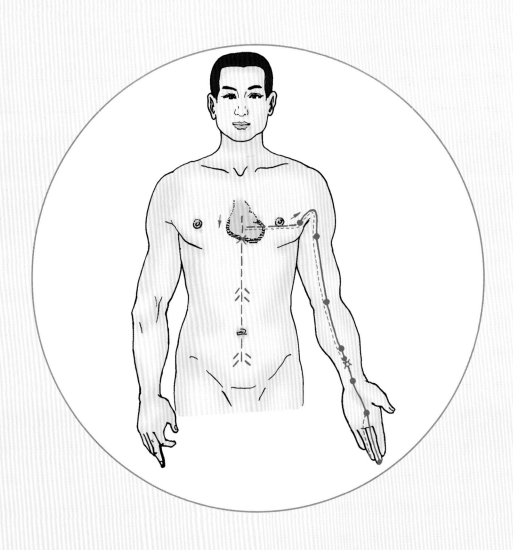

天池——呼气通畅心情爽

天池穴有活血化瘀、宽胸理气之功效。主要治疗心绞痛、胸闷、心烦、咳嗽、痰多、乳汁不足、乳腺炎、乳腺增生、淋巴结结核、瘰病等病症。按摩时用中指或拇指尖点、按、揉。

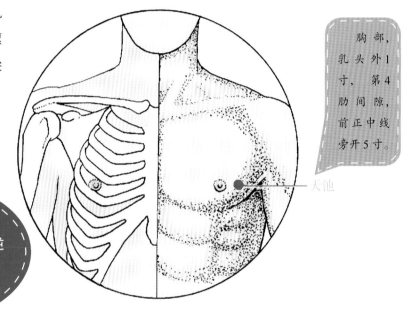

胸部，乳头外1寸，第4肋间隙，前正中线旁开5寸。

——天池

一句话提醒
此穴可有效治疗咳逆上气、胸闷气短的症状。

这样配穴有特效

天池 + 曲池、神道、人迎、章门，治胸闷。

天池 + 合谷、丝竹空、鱼际、四白，治头痛。

贴心提示

经常按摩天池穴对乳腺增生、乳腺炎和淋巴结结核有很好的防治效果。饮食上多食补血活血之品。

DIY 羊肉黑豆炖当归，可以补血、活血。

Step1 瘦羊肉 1000 克，黑豆 100 克，当归、桂圆各 10 克。

Step2 将黑豆洗净，用两杯清水煮软，待用。

Step3 将已切成薄片的羊肉，加入 3 杯清水略煮，去除泡沫及肥油。

Step4 将黑豆及羊肉倒入炖盅内，加入当归及切碎的桂圆肉，隔水炖 3 小时，即成。

天泉——心脏疾病莫要慌

天泉穴有宽胸理气、活血通脉之功效。主要治疗心绞痛、心悸、心动过速、心内膜炎、咳嗽、胸胁胀满、乳腺炎、臂痛。按摩时用拇指尖点、按、揉。

上臂内侧，腋前纹头下2寸，肱二头肌的长短头之间。

1/3

天泉

2/3

一句话提醒

此穴是日常调理心血管功能的经验穴位。

这样配穴有特效

天泉＋孔最、太溪、行间、俞府，治咳逆。

贴心提示

按摩此穴对心脏病患者有帮助。此类患者应注意防寒保暖，保持心情舒畅，避免情绪激动，适当运动，保证居住环境的氧气充足。饮食上多食活血化瘀之品。

DIY 山药萝卜粥，可以生津、活血、化瘀。

Step1 取山药12克，白萝卜100克，粳米50克。

Step2 萝卜洗净，切成3厘米见方的块，粳米、山药片淘洗干净，放入锅内。

Step3 在锅内加清水1000毫升，置武火上烧沸，再用文火煮45分钟即成。

曲泽——心脏供血不可忘

曲泽穴有清暑泻热、和胃降逆、清热解毒的作用。主要治疗风湿性心脏病、心肌炎、慢性肠胃炎、呃逆、呕吐、热病、眩晕、口干烦渴、小儿舞蹈病、肘臂痛、手臂震颤。按摩时用拇指尖点、按、揉。

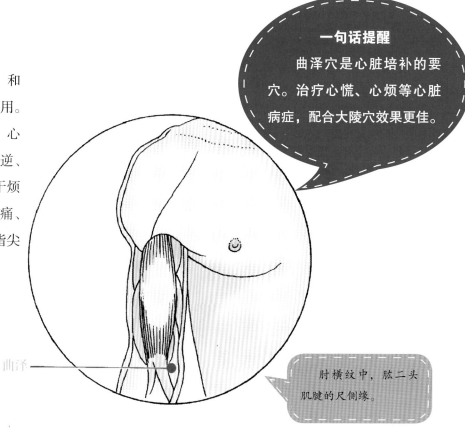

曲泽

一句话提醒
曲泽穴是心脏培补的要穴。治疗心慌、心烦等心脏病症，配合大陵穴效果更佳。

肘横纹中，肱二头肌腱的尺侧缘。

这样配穴有特效

曲泽 + 内关、大陵，治心胸痛。

曲泽 + 少冲、关冲、大陵，治身热烦心、惊恐。

贴心提示

由于肝气郁结及心脏功能虚弱造成的心脏供血不足患者应经常按揉此穴。饮食上应多食补气补血之品。

DIY 栗子大枣炖母鸡，可以补气、补血。

Step1 母鸡 1000 克，鲜栗子、鲜大枣各 50 克，盐少许。

Step2 将母鸡洗净并剁成块，入沸水中焯过，捞出洗净。

Step3 将栗子去外壳，大枣用水洗净。

Step4 把焯好的鸡块、栗子、大枣放入砂锅内，加适量水烧开，撇去浮沫，文火炖 2 小时左右。

Step5 至鸡块熟烂时，入盐调味即成。

郄门——急性心绞痛克星

郄门穴可以安心神，定心悸，通络活血。主要治疗风湿性心脏病、心肌炎、心绞痛、心动过速、胸胁胀满、胸膜炎、胃痛、咳血、乳腺炎。按摩时用拇指尖点、按、揉。

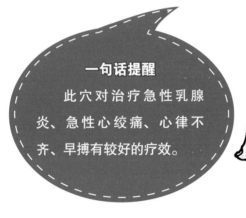

前臂掌侧，曲泽与大陵连线上，腕横纹上5寸，掌长肌腱与桡侧腕屈肌腱之间。

曲泽

郄门

大陵

一句话提醒
此穴对治疗急性乳腺炎、急性心绞痛、心律不齐、早搏有较好的疗效。

这样配穴有特效
郄门＋心俞、厥阴俞、内关、膻中、间使，治心绞痛。

郄门＋内关、通里、丰隆、内庭，治老年痴呆症。

贴心提示
按摩此穴对心绞痛患者有帮助。此类患者饮食宜清淡，忌过咸、过油的食物。

DIY桃仁红枣粥，可补气血、通瘀阻。

Step1桃仁6克，红枣6枚，粳米100克。

Step2桃仁去皮尖，红枣去核，粳米淘洗干净。

Step3把粳米、红枣、桃仁同放锅内，加清水1000毫升，置武火上烧沸，再用文火煮45分钟即成。

间使——如有心痛找间使

间使穴有疏理气血、调节枢机、清心安神的作用。主要治疗心肌炎、心内膜炎、心外膜炎、心绞痛、风湿性心脏病、心烦、心悸、喉炎、失音、胃痛、呕吐、子宫内膜炎、肘臂疼痛、热病、疟疾、惊悸、烦躁等病症。按摩时用拇指尖点、按、揉。

前臂掌侧，曲泽与大陵连线上，腕横纹上3寸，掌长肌腱与桡侧腕屈肌腱之间。

曲泽

间使

大陵

一句话提醒
按揉此穴对防治老年痴呆、健忘症有帮助。

这样配穴有特效

间使 + 心俞、厥阴俞、内关、郄门，治心脏病。

间使 + 神门、心俞、巨阙，治惊悸。

贴心提示

按摩此穴对心脏病患者有益。此类患者饮食上应以少食、少脂、少盐、少辛辣为原则。

DIY 养心三丝汤，可以宁心神、益气健脾。

Step1 鸡蛋200克，火腿、香菇各50克，酸枣仁、太子参各10克，盐、酒、葱、姜、淀粉各少许。

Step2 将酸枣仁和太子参煎煮取汁。

Step3 将鸡蛋煮熟，蛋白切成丝，水发香菇与火腿均切成细丝。

Step4 锅中清水煮沸，先将火腿与香菇丝放入锅中煮10分钟，再入蛋白丝及酸枣仁和太子参的汁液，加入盐、酒、葱、姜，用淀粉勾芡，即成。

Step5 早、晚空腹食用。

内关——失眠安神配神门

内关穴有宽胸安神、醒神开窍、清心宁神的功效，是治疗呕吐之要穴。主要治疗失眠、健忘、神经衰弱、心律不齐、心肌炎、心动过速、心动过缓、心力衰竭、心绞痛、恶心、呕吐、呃逆、胃炎、肠炎、高血压病、心源性哮喘、胸口痛、偏头痛、脉管炎、手麻、中风、偏瘫。按摩时用拇指尖点、按、揉。

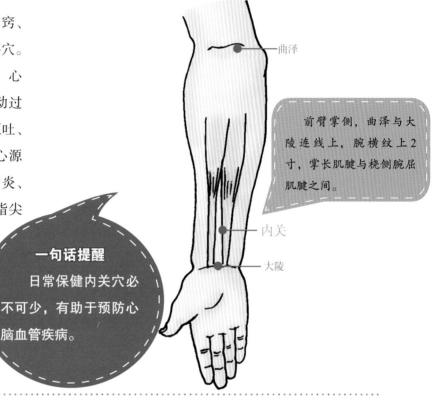

一句话提醒
日常保健内关穴必不可少，有助于预防心脑血管疾病。

前臂掌侧，曲泽与大陵连线上，腕横纹上2寸，掌长肌腱与桡侧腕屈肌腱之间。

曲泽

内关

大陵

这样配穴有特效

内关 + 中脘、足三里、内庭、胃俞，治呕吐。

内关 + 神门、足三里，治失眠。

内关 + 心俞、郄门、关元、神门，治心悸。

贴心提示

经常按揉此穴可以缓解和治疗很多与心脏、胃及胸胁有关的病症。饮食上应多食益气健脾之品。

DIY 归参山药猪心，可以补血、益气、健脾。

Step1 猪心200克，当归10克，党参30克，山药（干）20克，姜、蒜、醋、盐各适量。

Step2 猪心切开，剔筋膜，洗净，放入锅内，加盐少许。

Step3 将当归、党参、山药装入多层纱布袋内，扎紧袋口，亦放入锅内。

Step4 加水适量，清炖至猪心熟透，捞出猪心，切成薄片，调味食用。

大陵——神经衰弱有大陵

大陵穴有镇静安神、宁心安神、和营通络、健脾和胃之功效。主要治疗失眠、烦躁、神经衰弱、精神分裂症、癔症、癫痫、心动过速、心肌炎、胃炎、胃出血、腕关节痛、胸胁痛。按摩时用拇指尖点、按、揉。

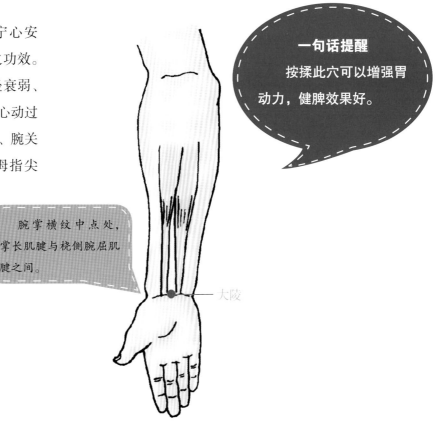

一句话提醒
按揉此穴可以增强胃动力，健脾效果好。

腕掌横纹中点处，掌长肌腱与桡侧腕屈肌腱之间。

—— 大陵

这样配穴有特效

大陵 + 内关、神门、心俞、行间，治神经衰弱。

大陵 + 神门、太渊、合谷、劳宫，治癔症。

贴心提示

按摩此穴对神经衰弱患者有帮助。此类患者作息要有规律，放松心情，坚持适当的体育锻炼。饮食上多食养心安神之品。

DIY 莲子芡实荷叶粥，可健脾涩肠、养心安神。

Step1 莲子 30 克，芡实 30 克，糯米 60 克，荷叶 50 克，白砂糖 10 克。

Step2 将莲子、芡实、糯米洗净，荷叶洗净后分卷扎成 3 ~ 4 小卷。

Step3 把全部用料放入锅内，加清水适量，武火煮沸后改文火煮至粥成，去荷叶后加糖，随量食用。

劳宫——培补心脏身健康

劳宫穴有清心泻热解毒、开窍醒神、消肿止痒的作用。主要治疗发热、中风、昏迷、休克、鼻出血、口舌生疮、口臭、心悸、心绞痛、癫痫、精神病、手指麻木、高血压病。按摩时用拇指尖点、按、揉。

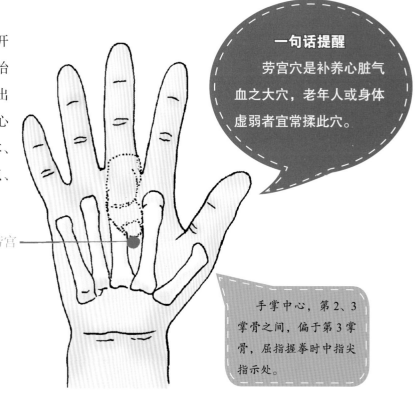

劳宫

一句话提醒
劳宫穴是补养心脏气血之大穴，老年人或身体虚弱者宜常揉此穴。

手掌中心，第2、3掌骨之间，偏于第3掌骨，屈指握拳时中指尖指示处。

这样配穴有特效

劳宫 + 水沟、百会、合谷、太冲，治中风。

劳宫 + 内关、风门、膻中，治心痛。

贴心提示

按摩此穴对中风病人有帮助，饮食上要低糖、低盐、低脂，戒烟戒酒，戒辛辣刺激性食物。

DIY 天秦萝卜粥，可以祛风、化痰、通络。

Step1 白萝卜 500 克，粳米 60 克，天麻 10 克，秦艽 12 克，盐少许。

Step2 将天麻、秦艽水煎约 30 分钟，去渣取汁备用。

Step3 白萝卜洗净切块，粳米淘净备用。

Step4 将萝卜块、粳米放入药汁中，加适量清水煮成粥。

Step5 加盐调味即可。

中冲——中暑休克急救星

中冲穴可以醒神开窍，清心泻热。主要治疗中暑、虚脱、休克、中风昏迷、心烦、心痛、小儿夜啼、舌炎、口腔溃疡、脑出血、高血压病、心肌炎、小儿消化不良等疾病。按摩时用拇指指甲掐、按。

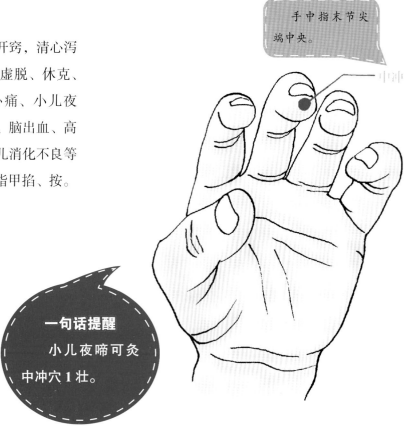

手中指末节尖端中央。

中冲

一句话提醒
小儿夜啼可灸中冲穴 1 壮。

这样配穴有特效

中冲＋水沟、中脘、气海、合谷，治中暑。

中冲＋百会、水沟、冲门，治中风昏迷。

贴心提示

按摩此穴可以缓解中暑症状。酷暑时不能大量食用冷饮。过冷的食物不仅会引起胃肠道疾病，也会增加中暑的几率，加重中暑症状。此时可选用消暑解热之品。

DIY 扁荷粥，可消暑解热、和胃厚肠。

Step1 白扁豆 50 克，冰糖 30 克，鲜荷叶 1 小张，粳米 50 克。

Step2 先用清水把粳米洗净，浸泡。

Step3 锅内加水 3 碗，煮白扁豆，水沸后下粳米，用文火煎煮。

Step4 待扁豆已黏软，放入冰糖及洗净的鲜荷叶，再煮 20 分钟即成。

手少阳三焦经

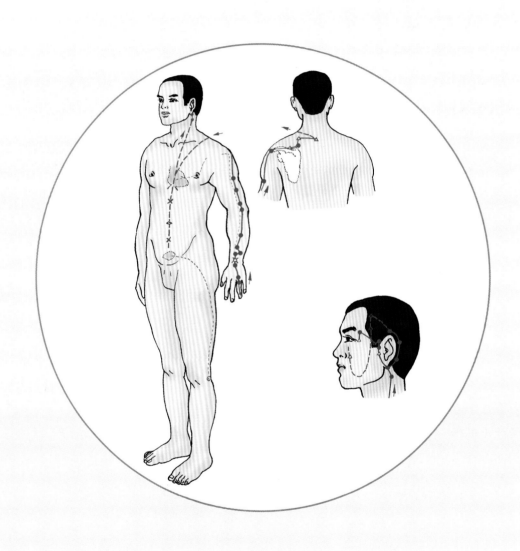

关冲——晕车呕吐配劳宫

环指末节尺侧，距指甲角 0.1 寸。

关冲

关冲穴有泻热开窍、清利喉舌、活血通络之功效。主要治疗中风、热病汗不出、头痛、心烦、掌中热、晕厥、耳聋、耳鸣、咽喉肿痛、肩臂疼痛不能上举。按摩时用拇指指甲掐、按。

一句话提醒
关冲配合劳宫穴可以治疗晕车。

这样配穴有特效

关冲＋中冲、劳宫、大陵、间使，治高烧头痛。

关冲＋曲池、肩髃、巨骨、清泠渊，治肩臂痛。

贴心提示

心情郁闷时，可以按揉此穴以排除肠胃中的浊气。饮食上应多食清热健脾之品。

DIY 绿豆老鸽汤，可以清热解毒、健脾。

Step1 绿豆 100 克，老鸽 4 只，猪腰 200 克，陈皮适量，盐少许。

Step2 将老鸽剖洗干净，去除内脏，开水中煮 5 分钟；将绿豆、陈皮和猪腰洗净。

Step3 锅内倒入适量清水烧开，放入备好的全部材料，改用中火继续煲 3 小时，加盐调味即成。

液门——身体干燥不可少

液门穴可清头目，利三焦，通络止痛。主要治疗耳鸣、耳聋、齿龈炎、咽喉炎、口干舌燥、咽喉肿痛、结膜炎、目赤肿痛、手背痛、手指肿痛、五指拘挛。按摩时用拇指尖点、按、揉。

手背部，第 4、5 指间，指蹼后缘后方赤白肉际处。

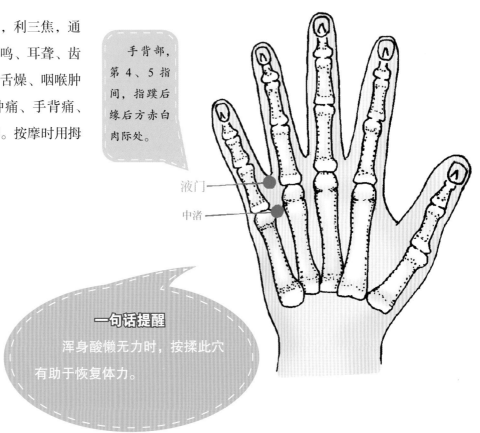

液门

中渚

一句话提醒

浑身酸懒无力时，按揉此穴有助于恢复体力。

这样配穴有特效

液门 + 下关、阳溪、关冲，治耳鸣、耳聋。

液门 + 阳溪、少海，治咽喉肿痛。

贴心提示

按摩此穴可以缓解皮肤干燥。饮食上应多食养血祛风之品。

DIY 百合大枣汤，可以养血祛风，保护皮肤润滑。

Step1 取百合 40 克，去核大枣 100 克，桑椹子 40 克，洗净。

Step2 以上三味同置煲内，加水 5 碗，煲至出味，即可。

中渚——诸多痛症显功效

中渚穴有清热通络、开窍益聪、通利耳窍的作用。主要治疗目翳、目痛、头痛、发热、咽喉肿痛、耳聋、耳鸣、手臂痛、肩背痛、肘关节炎、腕关节炎、肋间神经痛等症。按摩时用拇指尖点、按、揉。

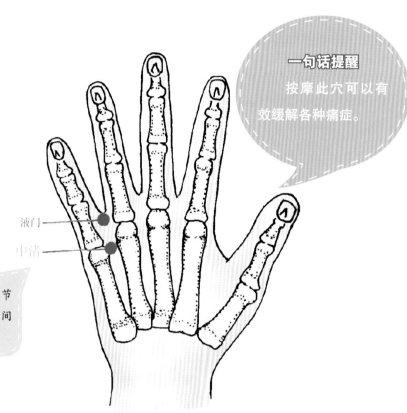

一句话提醒
按摩此穴可以有效缓解各种痛症。

液门
中渚

手背部，环指本节后方，第4、5掌骨间凹陷处。

这样配穴有特效

中渚 + 合谷、临泣、睛明，治目翳。

中渚 + 支正、肘髎，治肘臂酸痛。

贴心提示

按摩此穴对眼睛有保健作用，饮食上可多食养肝明目之品。

DIY 银杞明目汤，可以益肾护肝、明目消翳。

Step1 银耳 15 克，枸杞子 15 克，鸡肝 100 克，茉莉花 24 朵，水豆粉、料酒、姜汁、食盐各适量。

Step2 鸡肝洗净后切成薄片，加水豆粉、料酒、姜汁、食盐拌匀待用。

Step3 银耳洗净后撕成小片，用清水浸泡待用；茉莉花择去花蒂、洗净；枸杞子洗净待用。

Step4 锅置火上，放入清汤、料酒、姜汁、食盐，随即下入银耳、鸡肝、枸杞子烧沸，撇去浮沫，待鸡肝刚熟，装入碗内，将茉莉花撒入碗内即成。

阳池——消渴治疗不可少

阳池穴有通利水道、祛湿化痰、疏利气机、益阴增液之功效。主要治疗糖尿病、流行性感冒、扁桃体炎、腕关节疼痛、肩臂痛等疾病。按摩时用拇指尖点、按、揉。

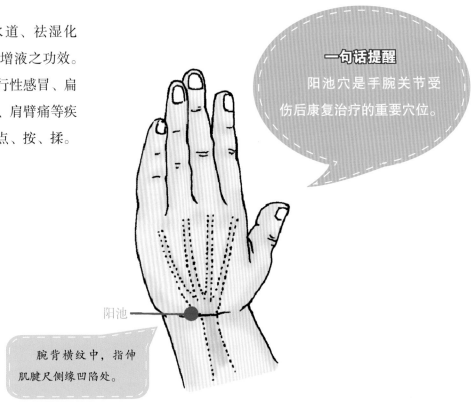

一句话提醒
阳池穴是手腕关节受伤后康复治疗的重要穴位。

阳池

腕背横纹中，指伸肌腱尺侧缘凹陷处。

贴心提示

按摩此穴对糖尿病患者有帮助。此类患者饮食上应限制脂肪和蛋白质的摄入，科学控制食量，严格控制含糖类食品的摄入。

DIY 蛋黄焗苦瓜，可以养心降糖。

Step1 苦瓜洗净，去内瓤，切成菱形块，然后在盐水中浸泡2分钟，去苦味。

Step2 将咸蛋黄用勺子碾碎，泡好的苦瓜放入烧开的沸水中，焯1分钟后捞出。

Step3 锅中倒入少量油，放入咸蛋黄炒至化开，将苦瓜放入锅中翻炒，即成。

这样配穴有特效
阳池＋太溪、肾俞、承浆，治糖尿病。
阳池＋肩髃、阳溪，治手臂痛、无力。

外关——缓解牙痛配合谷

外关穴有通利三焦、疏散邪热、解表发汗的功效。主要治疗头痛、偏头痛、目赤肿痛、牙痛、耳聋、耳鸣、肺炎、热病、胁肋痛、落枕、肩周炎、手指疼痛、上肢麻木、上肢关节痛。按摩时用拇指尖点、按、揉。

一句话提醒

偏头痛及各种痛症宜按揉此穴。手腕无力、酸痛时配合阳池穴治疗有明显的疗效。

前臂背侧，阳池与肘尖连线上，腕背横纹上2寸，尺骨与桡骨之间。

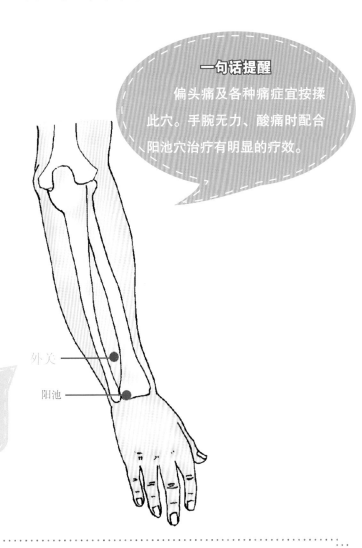

外关

阳池

这样配穴有特效

外关＋合谷、颊车，治牙痛。

外关＋曲池、合谷、风池，治腮腺炎。

贴心提示

按摩此穴可以缓解牙痛，同时要忌酒及热性动火的食品，勿吃过硬、过酸、过冷、过热的食物。

DIY 丝瓜姜汤，可以缓解风热牙痛。

Step1 鲜丝瓜 300 克，鲜姜 60 克。

Step2 将鲜丝瓜洗净切段，鲜姜洗净切片，放适量水，煎 1 小时。

Step3 每日饮汤 2 次。

支沟——润肠通便按支沟

支沟能够宽胸解郁，通调三焦气机。主要治疗便秘、失音、岔气、咳嗽、逆气、胸膜炎、产后血晕、乳汁不足、肩背痛。按摩时用拇指尖点、按、揉。

一句话提醒
此穴治疗肩臂酸痛效果良好。

支沟

阳池

前臂背侧，阳池与肘尖连线上，腕背横纹上 3 寸，尺骨与桡骨之间。

这样配穴有特效

支沟＋章门、照海、太白，治便秘。

支沟＋肩井、中渚、后溪，治肩背痛。

贴心提示

按摩此穴可以治疗便秘。此类患者应多吃纤维素高的食物，以促进肠道蠕动，多喝水，适当吃些蜂蜜、麻油等润便的食物。

DIY 姜汁菠菜，可以通肠胃、生津血，对便秘有缓解作用。

Step1 菠菜 250 克，生姜 25 克，食盐、酱油、麻油、醋、花椒油少许。

Step2 菠菜折成 6～7 厘米的长段，淘洗干净，待用；生姜洗净后捣汁待用。

Step3 锅内放入清水，烧沸后倒入菠菜略焯，沥水晾凉待用。

Step4 将姜汁和其他调料拌入菠菜，拌匀后即可食用。

天井——治疗头痛有奇效

天井穴可以消肿散结，泻火化痰。主要治疗偏头痛、脑血管病、咽喉炎、耳聋、耳鸣、胸臂痛、颈项肩臂麻木或疼痛、瘰疬、惊悸、癫痫。按摩时用中指或拇指尖点、按、揉。

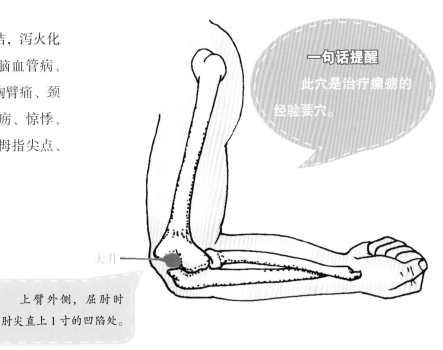

一句话提醒
此穴是治疗瘰疬的经验要穴。

天井

上臂外侧，屈肘时肘尖直上1寸的凹陷处。

这样配穴有特效

天井 + 肘髎，治肩肘麻木、疼痛。

天井 + 攒竹、小海，治癫痫。

贴心提示

按摩此穴对瘰疬患者有帮助。饮食上忌辛辣动火伤阴之食物，宜吃含蛋白质、糖、维生素丰富的食物。

DIY 草菇丝瓜汤，可以利水消肿、凉血解毒。

Step1 草菇 20 克，北豆腐 100 克，丝瓜 480 克，姜、盐、香油、胡椒粉少许。

Step2 将草菇洗净浸软，挤干水；豆腐切成薄片待用。

Step3 把水烧开，下丝瓜焯至刚熟即捞起，浸冷，滴干水；将豆腐放入焯过丝瓜的开水中焯 3 分钟，捞起并滴干水。

Step4 放入草菇煮 4 分钟，捞起冲净后挤干水。

Step5 下油爆姜，加水煮开，放入草菇、丝瓜、豆腐再煮开，略煮片刻至丝瓜熟透，放盐、香油、胡椒粉调味即可。

清泠渊—— 肘臂疼痛不可少

清泠渊有疏散风寒、通经止痛的功效。主要治疗热胀头痛、目黄、目赤、风火牙痛、肩臂痛不能举、肘臂痛不能伸屈。按摩时用中指或拇指尖点、按、揉。

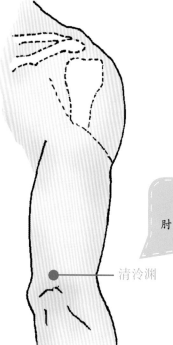

上臂外侧，屈肘时肘尖直上2寸。

清泠渊

一句话提醒

清泠渊配合天井、外关祛火最佳。此穴也是治疗肩臂不举的重要穴位。

这样配穴有特效

清泠渊＋曲池、肩髃，治肩臂痛。

贴心提示

按摩此穴对患有肩臂、肘臂痛不能举的病人有帮助，饮食上应以清淡为主，少吃油腻、刺激性食物。

DIY 桑枝鸡汤，具有祛风湿、通经络、补气血之效。

Step1 老桑枝60克，老母鸡1只，盐少许。

Step2 将桑枝切成小段，与鸡共煮至烂熟汤浓即成，加盐调味，饮汤吃肉。

消泺——安神止痛好帮手

消泺穴可清热安神，活络止痛，镇惊息风。主要治疗头痛、牙痛、项强、癫痫、背部肿痛等病症。按摩时用中指或拇指尖点、按、揉。

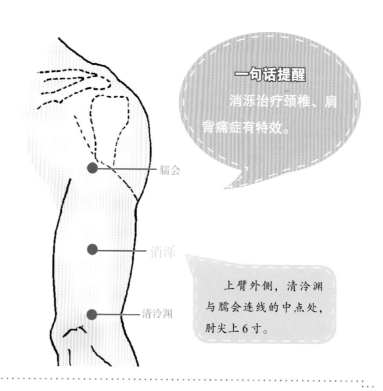

臑会

消泺

清泠渊

一句话提醒
消泺治疗颈椎、肩背痛症有特效。

上臂外侧，清泠渊与臑会连线的中点处，肘尖上6寸。

这样配穴有特效

消泺 + 本神、通天，治项背强痛。

消泺 + 水沟、风池、大椎，治急惊风。

贴心提示

按摩此穴对项背强痛的患者有益。此类患者应禁烟酒、油腻、辛辣及过冷的食物。

DIY 白菜鳝鱼丝，可以益气养血、祛风湿、强筋骨。

Step1 白菜帮 150 克，黄鳝（活杀）350 克，植物油、酱油、盐、白糖、胡椒粉、黄酒、葱花、生姜末、蒜泥、麻油、湿淀粉、香醋各适量。

Step2 将白菜洗净切丝；黄鳝从背部剖开，去除骨头及内脏，洗净切丝，放入盐、胡椒粉，拌匀待用。

Step3 取小碗，放入黄酒、酱油、香醋、麻油、白糖、葱花、生姜末、湿淀粉混匀成调味汁。

Step4 炒锅上火，放油烧热，下白菜丝煸炒至熟捞出。

Step5 原锅中再放入植物油，下蒜泥煸香，再下鳝丝煸炒至变色，随即倒入白菜、调味汁，翻拌几下，起锅装盘即成。

臑会——肩臂疼痛配臂臑

臑会穴可化痰散结，通络止痛。主要治疗肩臂痛、肩胛痛、肩周炎、手臂麻木、瘰疬、甲状腺肿大。按摩时用中指或拇指尖点、按、揉。

肩髎

臑会

上臂外侧，肘尖与肩髎的连线上，肩髎下3寸。

一句话提醒

臑会是治疗肩周炎不可缺少的穴位。

这样配穴有特效

臑会＋支沟、肘髎，治臂肘痛。

臑会＋肩髃、肩髎，治肩周炎。

贴心提示

按摩此穴对肩周炎患者有帮助。此类患者应注意肩部保暖，不要受寒。饮食宜清淡。

DIY 白芍桃仁粥，可养血化瘀、通络止痛。

Step1 取白芍 20 克，桃仁 15 克，粳米 60 克。

Step2 将白芍水煎取液，约 500 毫升；桃仁去皮尖，捣烂如泥，加水研汁，去渣。

Step3 用二味汁液同粳米煮为稀粥，即可食用。

天牖——暴聋天牖与四渎

天牖穴有舒筋活络、清热利窍、清头明目之功效。主要治疗暴聋、耳鸣、耳聋、眼球充血、颜面浮肿、颈椎病、落枕、肩周炎、多梦。按摩时用食指或中指尖点、按、揉。

颈侧部，乳突后方直下，平下颌角，胸锁乳突肌后缘。

天牖

一句话提醒
天牖穴治疗突发性耳鸣、耳聋有特效。

这样配穴有特效
天牖 + 四渎，治暴聋（突然耳聋）。
天牖 + 上星，治颜面浮肿。

贴心提示

按摩此穴对耳聋耳鸣患者有益。饮食上宜多吃鱼类、豆制品、牛奶，以及铁、锌含量高的食物。

DIY 肉苁蓉麦冬粥，可以补肾益肝、滋阴明目。

Step1 粳米 100 克，枸杞子 30 克，肉苁蓉、麦冬各 20 克，姜 5 克，红糖 50 克。

Step2 将肉苁蓉、麦冬装入纱布袋，扎口；放入锅内，加清水煎煮成药汁，去纱布袋，留药汁。

Step3 将枸杞子、粳米淘洗干净；粳米放入锅内，加药汁、清水、枸杞子、生姜，煮沸。

Step4 转用文火煮至米熟成稀粥，加入红糖调味，即可食用。

翳风——耳鸣耳聋天天揉

翳风穴可疏风解表，清热利窍，消肿利咽。主要治疗耳鸣、耳聋、耳中痛、耳中湿痒、聋哑、牙痛、口眼㖞斜、口吃。按摩时用食指或中指尖点、按、揉。

耳垂后方，乳突与下颌角间的凹陷处。

翳风

一句话提醒
翳风穴对慢性耳鸣和耳聋有疗效。

这样配穴有特效

翳风＋听宫、肾俞，治耳鸣。

翳风＋外关、合谷、颊车，治耳痛。

贴心提示

按摩此穴对耳鸣患者有帮助。平时应多吃含铁、锌的食物，限制脂肪的摄入，加强体育锻炼，提高免疫力。

DIY 皮蛋淡菜粥，可以滋阴清火、清热除烦。

Step1 粳米 100 克，皮蛋 160 克，淡菜（干）50 克，盐、香油少许。

Step2 将淡菜用热水泡软、洗净，放入碗内，加料酒，上笼蒸至烂熟。

Step3 皮蛋去壳，切成碎米粒状；粳米淘洗后用冷水浸泡半小时，捞出沥干。

Step4 锅中加适量冷水，放入粳米，用武火烧沸，然后改用文火熬煮。

Step5 待粥将成时，入淡菜、皮蛋、盐，熬至粥熟；加少许香油，即成。

瘈脉——小儿惊风配长强

瘈脉穴有息风解痉、活络通窍的作用。主要治疗小儿惊风、脑出血、耳聋、耳鸣、惊恐等病症。按摩时用食指或中指尖点、按、揉。

一句话提醒

瘈脉配伍长强穴，可治疗小儿惊风，特别是高烧不退时有特殊疗效。

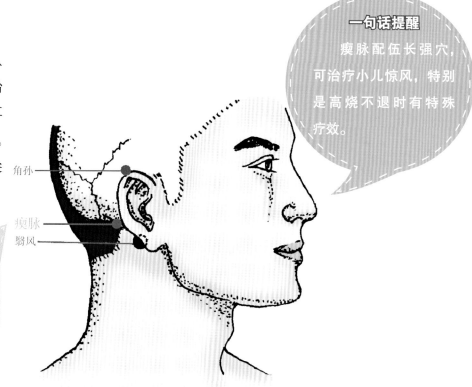

角孙

瘈脉
翳风

头部，耳后乳突中央，角孙至翳风之间，沿耳轮连线的中、下1/3交点处。

这样配穴有特效

瘈脉 + 长强，治小儿惊风。

瘈脉 + 听会、翳风、哑门，治聋哑病。

贴心提示

按摩此穴可以治疗耳聋耳鸣。此类患者应作息规律，避免过多地接触噪音，多吃含铁的食物。

DIY 山药枸杞蒸鸡，可以补肝肾、益精血、健脾胃。

Step1 母鸡1只（约1500克），山药（干）40克，枸杞子30克，鲜香菇50克，火腿50克，冬笋50克，黄酒15克，盐适量。

Step2 净鸡去爪，剖开脊背，抽去头颈骨、留皮，入沸水锅汆一下，取出洗净；山药去皮，切成长7～10厘米、厚0.2厘米的纵片；枸杞子洗净。

Step3 鸡腹向上并放在汤碗内，诸料铺在鸡面上，加入料酒、盐、清汤1000克，上笼蒸2小时至鸡肉熟烂即可。

足少阳胆经

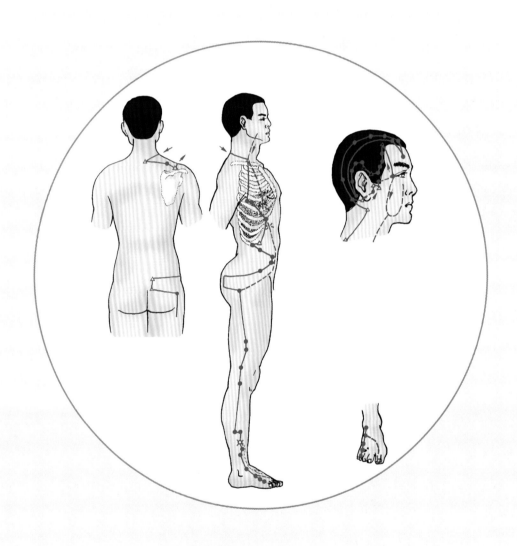

瞳子髎——美容祛皱葆青春

瞳子髎可以清热化瘀，消肿止痛，利胆，平肝息风，明目退翳。主要治疗近视、白内障、屈光不正、角膜炎、视网膜炎、视网膜出血、视神经萎缩、迎风流泪、目痒、目赤、面瘫、三叉神经痛。按摩时用食指或中指尖点、按、揉。

面部，目外眦旁，眶外侧缘处。

瞳子髎

一句话提醒

此穴是防治白内障、青光眼的要穴。

这样配穴有特效

瞳子髎＋攒竹、丝竹空、睛明，治角膜炎。

瞳子髎＋睛明、承泣、合谷，治迎风流泪。

贴心提示

按摩此穴对角膜炎患者有帮助。此时应让眼睛得到充分休息，避免强光刺激。饮食宜清淡，忌辛辣，多吃富含维生素 A 和维生素 C 的食物。

DIY 荠菜淡菜汤，可以滋阴、清热、明目，但脾胃虚寒者不宜饮用。

Step1 荠菜 60 克，淡菜 30 克，盐少许。

Step2 将荠菜去根及杂质，洗净；淡菜用清水浸发，并用开水氽过。

Step3 把全部用料一起放入锅内，加清水适量，武火煮沸后，文火煮 1 小时，调味即可。

听会——常揉听会保听力

听会有利胆开窍、调行气血、通经活络的作用。主要治疗耳鸣、耳聋、聋哑、聤耳流脓、中耳炎、面瘫、口眼㖞斜、下颚脱臼、腮腺炎。按摩时用食指或中指尖点、按、揉。

> **一句话提醒**
> 耳聋、耳鸣如蝉声的患者应经常按揉听会穴。

听会

> 面部，耳屏间切迹前方，下颌骨髁突后缘，张口凹陷处。

这样配穴有特效

听会＋合谷、颊车，治耳内流脓。

听会＋哑门、风池、听宫、翳风，治聋哑症。

贴心提示

按摩此穴可以治疗耳鸣，同时多吃富含蛋白质和维生素 D 以及含锌、含铁的食物，限制脂肪的摄入。

DIY 肉苁蓉炖羊肾，可以填精补肾、充耳窍。

Step1 取羊肾（羊腰子）1 对，肉苁蓉 30 克，胡椒、盐各适量。

Step2 将羊肾洗净，切细丁，和肉苁蓉一起放入砂锅内，加水适量，文火炖熟。

Step3 加胡椒、盐，调味服食。

悬颅——偏头痛不再困扰

悬颅穴可以消肿止痛，清热散风。主要治疗偏头痛、脑出血、牙痛、鼻出血、面肿。按摩时用食指或中指尖点、按、揉。

头部鬓发上，头维与曲鬓弧形连线的中点处。

头维
颔厌
悬颅
悬厘
曲鬓

一句话提醒
悬颅穴对因寒邪或热邪引起的偏头痛有很好的缓解作用。

这样配穴有特效

悬颅 + 头维、天冲、合谷，治偏头痛。
悬颅 + 阳溪、手三里，治牙痛。

贴心提示

按摩此穴可以缓解偏头痛。有些食物可以诱发偏头痛，如酒、咖啡、浓茶、奶酪、巧克力、动物脂肪，须小心提防。

DIY 绿精茶，可以祛风止痛。

Step1 绿茶 1 克，谷精草 10 克，蜂蜜适量。

Step2 将绿茶和谷精草同入锅中，加适量水煮 5 分钟，去渣取汁，加入蜂蜜即成。

Step3 此方可每日饮 1 剂，分数次饮用。

悬厘——三叉神经好轻松

悬厘穴有清肝利胆、清热散风、理气止痛之功效。主要治疗三叉神经痛、偏头痛、头晕目眩、耳鸣、目外眦痛、神经衰弱、面肿。按摩时用食指或中指尖点、按、揉。

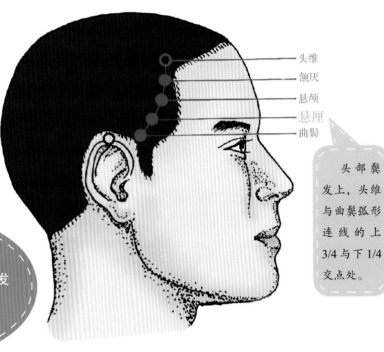

头维
颔厌
悬颅
悬厘
曲鬓

头部鬓发上，头维与曲鬓弧形连线的上3/4与下1/4交点处。

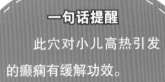

一句话提醒
此穴对小儿高热引发的癫痫有缓解功效。

这样配穴有特效

悬厘＋迎香、下关、合谷，治三叉神经痛。

悬厘＋鸠尾，治发烧引起的偏头痛。

贴心提示

按摩此穴可以缓解三叉神经痛，同时要注意防寒保暖，避免冷风直吹脸部。饮食上应选择质软易嚼的食物，不可吃油炸、过酸、过甜及刺激性食物。

DIY 川芎鱼头汤，可以祛风燥湿、活血止痛。

Step1 鲢鱼头 250 克，川芎 8 克，白芷 2 克，海带（鲜）100 克，荸荠 100 克，牛里脊肉 200 克，香菜、葱、姜、八角、料酒、花椒、盐各适量。

Step2 鱼头洗净，与牛肉、葱、姜、花椒、大料同放锅内，加适量水煮之。

Step3 武火煮沸后，撇去泡沫；改中火，加入海带及洗净去皮的荸荠同煮。

Step4 将川芎、白芷加水 1 杯，另锅煎煮。

Step5 将煎成的汁倒入煮鱼头的锅内，煮沸后用盐、料酒调味，放香菜末即可。

率谷——常按摩防青光眼

率谷穴有平肝息风、通经活络、和中降逆的作用。主要治疗眼疾、呕吐、眩晕、烦满、小儿惊风、偏头痛、胃寒。按摩时用食指或中指尖点、按、揉。

头部，耳尖直上，入发际 1.5 寸。

率谷

头维
颔厌
悬颅
悬厘
曲鬓

一句话提醒

率谷穴可有效治疗醉酒不省人事、呕吐。

这样配穴有特效

率谷 + 风池、睛明、曲池，治青光眼。

率谷 + 百会、囟会、水沟、合谷，治小儿惊风。

贴心提示

按摩此穴对青光眼患者有帮助。此类患者应避免眼部劳累，保证充足的睡眠，不吃刺激性食物，忌烟酒。

DIY 决明绿豆汤，可以清肝明目。

Step1 绿豆 100 克，决明子 30 克。

Step2 绿豆洗净，与决明子入锅中同煮，至豆熟烂即成。

浮白——耳科保健加浮白

浮白穴可散风止痛，理气散结。主要治疗头痛、头重、项强、耳鸣、耳聋、淋巴结结核、扁桃体炎、多痰。按摩时用食指或中指尖点、按、揉。

头部，耳后乳突后上方，天冲与完骨弧形连线的中 1/3 与上 1/3 交点处。

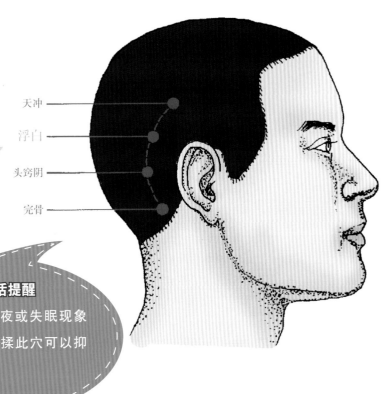

天冲
浮白
头窍阴
完骨

一句话提醒

有长期熬夜或失眠现象的患者，常按揉此穴可以抑制白发生长。

这样配穴有特效

浮白 + 合谷、内庭、三间，治牙痛。

浮白 + 然谷、经渠、合谷，治咽喉疾病。

贴心提示

患咽喉疾病时可以按摩此穴，同时饮食宜清淡，忌辛辣刺激性食物和油炸食品，不喝酒，多吃水果。

DIY 牛蒡粥，可以疏风散热、宣肺解毒。

Step1 粳米 60 克，牛蒡根 30 克，白砂糖 30 克。

Step2 将牛蒡根煎汁，去渣取汁 100 毫升。

Step3 粳米淘净入锅，加水 500 毫升，武火烧开，再转用文火熬煮成稀粥。

Step4 加入牛蒡根汁，混匀，加糖调味即成。

风池——祛风止痛治感冒

风池穴有平肝息风、疏风解表、祛风通络之功效。主要治疗感冒、伤风、伤寒、偏头痛、发疹、迎风流泪、近视、视网膜出血、夜盲、高血压病、脑动脉硬化、落枕、鼻窦炎、失眠、健忘。按摩时用中指尖点、按、揉。

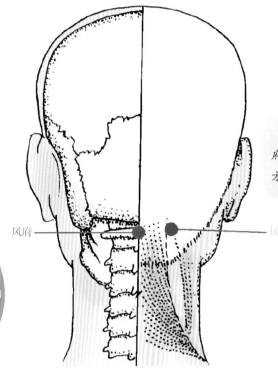

项部枕骨之下，与风府相平，胸锁乳突肌与斜方肌上端之间的凹陷处。

风府

风池

一句话提醒

此穴是祛风止痛的要穴。

这样配穴有特效

风池 + 肺俞、列缺、尺泽、孔最，治急性支气管炎。

风池 + 风府、大椎、外关、合谷，治伤风。

贴心提示

按摩此穴对急性支气管炎患者有帮助。此时应及时治疗，避免反复发作而转为慢性。饮食上宜清淡，忌烟酒及辛辣食物。

DIY 银耳雪梨膏，可以养阴清热、润肺止咳。

Step1 银耳（干）10 克，梨 300 克，冰糖 15 克。

Step2 梨去核、切片，加水适量，与银耳同煮至汤稠，再加入冰糖溶化即成。

肩井——肩周颈椎不痛苦

肩井穴有调气行血、解郁散结的作用。主要治疗肩周炎、肩背痛、颈椎病、落枕、中风不语、脑中风后遗症、乳腺炎、乳痛、淋巴结结核、疔疮。按摩时将第2、3、4指并拢后点、按、揉。

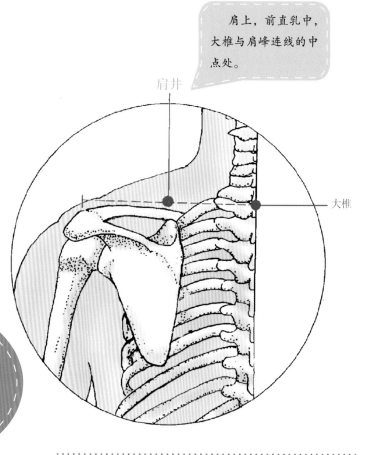

肩上，前直乳中，大椎与肩峰连线的中点处。

肩井

大椎

一句话提醒

肩井穴是治疗肩周炎引起的手臂不能上举、不能转头症状的首选穴。

这样配穴有特效

肩井＋风池、廉泉、合谷，治中风不语。

肩井＋合谷、曲池、委中，治疔疮。

贴心提示

按摩此穴对中风患者有帮助。此类患者要避免体力和脑力劳动过度，保持良好的情绪，适当锻炼，戒烟酒。饮食上多食活血通络之品。

DIY 黄芪川芎兔肉汤，可以补气、活血、通络（高血压病人不宜食）。

Step1 兔肉250克，黄芪60克，川芎10克，姜、盐各适量。

Step2 将黄芪、川芎、生姜洗净；兔肉洗净、切块、去油脂，用开水氽去血水。

Step3 把全部用料一起放入锅内，加清水适量，武火煮沸后，文火煮3小时，调味即可。

日月——胆囊疾病快缓解

日月穴可以利胆疏肝，降逆和胃，清利肝胆湿热。主要治疗黄疸、呃逆、吐酸、胃痛、腹胀、呕吐、肋间神经痛、心绞痛、心脏外膜炎、腋窝淋巴结炎。按摩时将第2、3、4指并拢后点、按、揉。

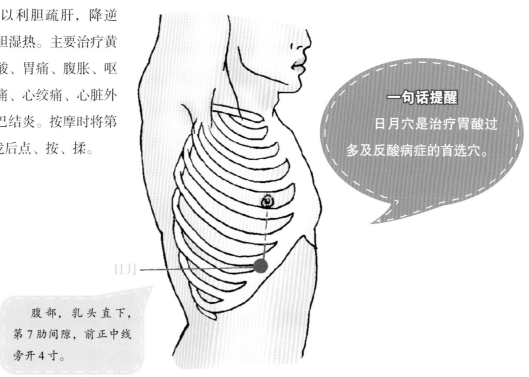

日月

腹部，乳头直下，第7肋间隙，前正中线旁开4寸。

一句话提醒
日月穴是治疗胃酸过多及反酸病症的首选穴。

这样配穴有特效

日月＋期门、章门，治黄疸。

日月＋中脘、脾俞、胃俞，治呕吐。

贴心提示

按摩此穴对黄疸患者有帮助。此类患者饮食宜清淡，忌辛辣。多吃富含维生素的食品对缓解病情有帮助。

DIY 鸡骨草瘦肉汤，可以清热利湿、退黄疸。

Step1 瘦猪肉 120 克，鸡骨草 60 克，红枣（干）30 克，盐 3 克。

Step2 将鸡骨草、红枣洗净；猪瘦肉洗净、切块。

Step3 把全部用料一起放入锅内，加清水适量，武火煮沸后，文火煮沸 1 小时，放盐调味即可。

京门——肾虚腰痛按京门

京门穴可健脾通淋，温阳益肾。主要治疗肾炎、小便不利、腰痛、腹胀、肠鸣、腹泻、呃逆、呕吐、恶寒发热、高血压病。按摩时将第 2、3、4 指并拢后点、按、揉。

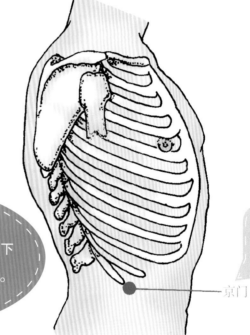

侧腰部，第 12 肋骨游离端下方。

京门

一句话提醒

耳聋、腰痛、膝关节以下寒冷，都可以灸京门穴治疗。

这样配穴有特效

京门 + 照海，治小便不利。

京门 + 肾俞、膀胱俞、委中，治腰痛。

贴心提示

按摩此穴可以保护肾脏，同时应适当进行腰部锻炼，睡眠充足，性生活健康适度。饮食上多吃黑色食品。

DIY 扁豆冬瓜田鸡汤，可以清热健脾、通利小便。

Step1 扁豆 40 克，冬瓜 640 克，田鸡 640 克，陈皮 10 克，盐适量。

Step2 田鸡洗净、去头爪、去皮、斩件；冬瓜留皮、瓜瓤、瓜仁，用水洗净。

Step3 炒扁豆；陈皮用水浸洗。

Step4 加水入瓦煲内，煲至水滚。放入全部材料，用中火煲 3 小时。放盐调味，即可饮用。

带脉——治疗带下经验穴

带脉穴有健脾利湿、调经止带、清泻下焦湿热之功效。主要治疗赤白带下、闭经腹痛、月经不调、痛经、宫颈炎、子宫内膜炎、子宫脱垂、盆腔炎、附件炎。按摩时将第2、3、4指并拢后点、按、揉，或半握拳敲打。

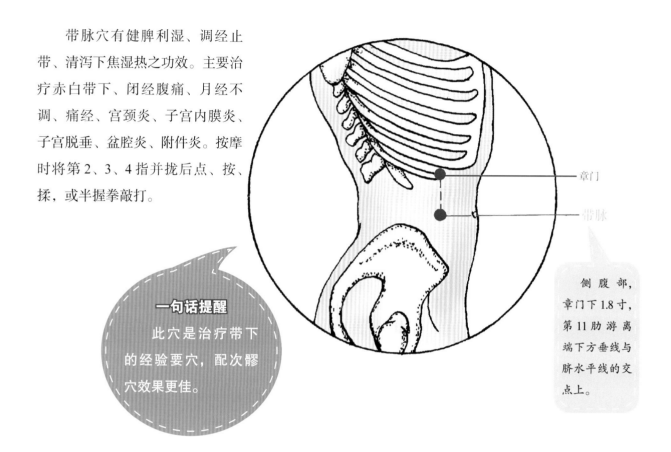

章门

带脉

一句话提醒
此穴是治疗带下的经验要穴，配次髎穴效果更佳。

侧腹部，章门下1.8寸，第11肋游离端下方垂线与脐水平线的交点上。

这样配穴有特效

带脉＋气海、三阴交、次髎，治赤白带下。

带脉＋关元、归来、中极、三阴交，治盆腔炎。

贴心提示

按摩此穴可以治疗白带异常。此类患者要注意生殖系统的清洁卫生，穿棉质内裤，保持阴道透气、干燥，平时毛巾和内裤应在阳光下晒干。饮食上多食利湿清热之品。

DIY 车前草煲猪小肚，可以利湿清热。

Step1 鲜车前草60～90克（干品20～30克），猪小肚约200克，食盐少许。

Step2 猪小肚切块，与车前子同入锅中，加适量清水煲汤，用食盐调味，饮汤食猪小肚。

环跳——坐骨神经不再痛

环跳可祛风化湿，强健腰膝。主要治疗腰腿痛、腰胯痛、瘫痪、下肢痿痹、坐骨神经痛、脊髓灰质炎、风疹、湿疹、髋关节疾病。按摩时将第2、3、4指并拢后点、按、揉。

一句话提醒

按摩此穴可以提高膀胱经的排毒功能，进而达到防治高血脂的目的。

股外侧，侧卧屈股，股骨大转子最突点与骶管裂孔连线的外 1/3 与中 1/3 交点处。

环跳

这样配穴有特效

环跳 + 秩边、承山、委中，治坐骨神经痛。

环跳 + 涌泉，治风疹。

贴心提示

按摩此穴可以治疗坐骨神经痛，同时要防止风寒湿邪侵袭，注意锻炼身体，饮食有节，起居有常，戒烟限酒，增强体质，多食补肾益精之品。

DIY 杜仲骨髓羹，可以补肾滋阴、壮腰益精。

Step1 猪骨髓 100 克，杜仲 15 克，枸杞子 30 克，冰糖适量。

Step2 杜仲切成条，与枸杞子同入砂锅，加适量水，煎成约 500 毫升药液。

Step3 猪骨髓与药液同入砂锅中，武火煮沸，加入冰糖，用文火炖成羹即可。

风市——治疗风证关键穴

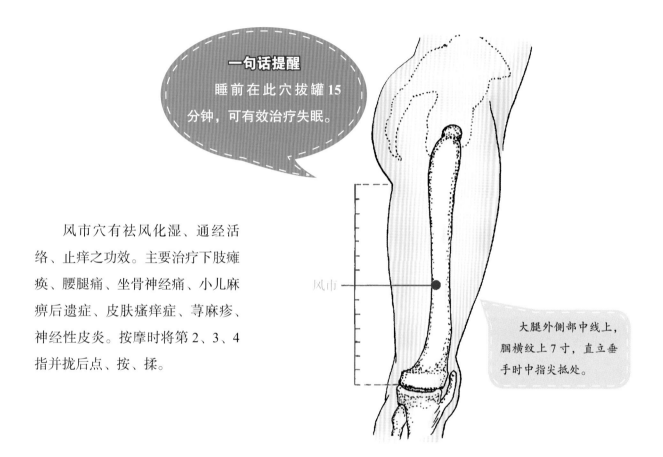

一句话提醒
睡前在此穴拔罐 15 分钟，可有效治疗失眠。

风市穴有祛风化湿、通经活络、止痒之功效。主要治疗下肢瘫痪、腰腿痛、坐骨神经痛、小儿麻痹后遗症、皮肤瘙痒症、荨麻疹、神经性皮炎。按摩时将第 2、3、4 指并拢后点、按、揉。

风市

大腿外侧部中线上，腘横纹上 7 寸，直立垂手时中指尖抵处。

这样配穴有特效

风市＋承山、昆仑、飞扬、环跳，治足痿。

风市＋曲池、足三里，治荨麻疹。

贴心提示

按摩此穴可以缓解腰腿痛。饮食上应多食补益肝肾之品。

DIY 杜仲桑寄生茶，可以补肝肾、强筋骨、祛风湿、降血压。

Step1 取杜仲、桑寄生各等份，共同研磨为粗末。

Step2 每次 10 克，沸水浸泡饮用。

膝阳关——膝盖关节莫轻视

膝阳关穴可疏利关节，祛风化湿。主要治疗膝关节肿痛、下肢瘫痪、坐骨神经痛、偏瘫。按摩时将第2、3、4指并拢后按、揉。

一句话提醒
此穴是治疗膝关节疾病的要穴。

膝外侧，阳陵泉上3寸，股骨外上髁上方的凹陷处。

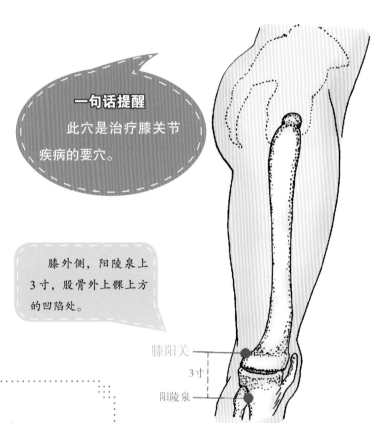

膝阳关
3寸
阳陵泉

这样配穴有特效

膝阳关＋侠溪，治膝关节痛、麻木。
膝阳关＋梁丘、曲泉，治膝关节不能弯曲行走。

贴心提示

按摩此穴可以治疗膝关节疾病，同时要注意腿部防寒保暖，适当运动，但应避免膝关节负荷过重。饮食上多食祛风补虚之品。

DIY 透骨草炖羊肉，可祛风湿、补虚损、温中暖下。

Step1 瘦羊肉300克，白萝卜100克，透骨草20克，香菜30克，料酒、姜、葱、盐、鸡精、胡椒粉各适量。

Step2 透骨草洗净切碎，放入纱布袋内扎紧袋口；羊肉、萝卜洗净后均切成3厘米见方的块；香菜洗净后切成3厘米长的段；姜切片，葱切段。

Step3 将药包、羊肉块、萝卜块、姜片、葱段及料酒一同置于炖锅内；加入1500毫升清水，用武火烧沸，再用文火炖煮35分钟。

Step4 加入盐、鸡精、胡椒粉、香菜，略煮即成。

阳陵泉——筋骨强壮有力量

阳陵泉穴可平肝降火，疏肝解郁，清泻肝胆，通络止痛，强筋壮骨。主要治疗筋病、膝关节肿痛、坐骨神经痛、半身不遂、瘫痪、虚劳咳嗽、口苦、寒热头痛、肝炎、胆囊炎、胆道蛔虫症、破伤风、脉管炎。按摩时用拇指尖点、按、揉。

阳陵泉

小腿外侧，腓骨小头前下方的凹陷处。

一句话提醒
此穴是调节胆囊功能的要穴，也能治疗与筋相关的病症。

这样配穴有特效

阳陵泉＋风池、肩髃、下巨虚，治半身不遂。

阳陵泉＋支沟、蠡沟，治肋间神经痛。

贴心提示

晚上睡觉前按揉阳陵泉穴，可以减轻"口苦"症状。饮食上多食清热解毒之品。

DIY 鲫鱼苦瓜汤，可以清热解毒、降血糖，对预防脑梗死有帮助。

Step1 鲫鱼 500 克，苦瓜 300 克，白砂糖 25 克，醋 50 克，盐 2 克。

Step2 将鲫鱼洗净，沥干水；苦瓜洗净，切片备用。

Step3 在砂锅中放入清水，下鱼和苦瓜片，武火煮沸；加醋、白糖、盐，改用文火，煮至鱼肉熟即可。

光明——养肝明目求光明

光明穴可疏肝明目，活络消肿。主要治疗白内障、青光眼、屈光不正、视神经萎缩、偏头痛、小儿龟背。按摩时用中指或拇指尖点、按、揉。

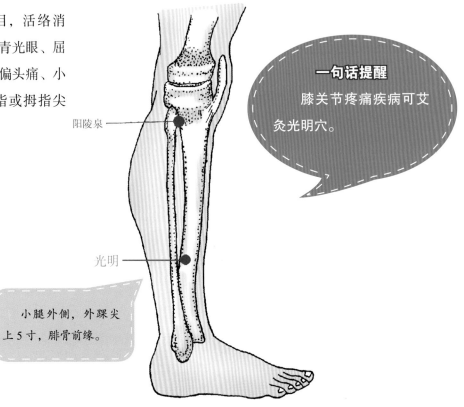

阳陵泉

光明

> **一句话提醒**
> 膝关节疼痛疾病可艾灸光明穴。

> 小腿外侧，外踝尖上5寸，腓骨前缘。

这样配穴有特效

光明＋肝俞、风池、攒竹，治白内障。

光明＋攒竹、睛明、合谷，治沙眼。

贴心提示

按摩此穴对白内障患者有帮助。此类患者应多吃富含维生素C、硒及锌的食物，少吃油炸食品。

DIY枸杞玉米羹，可以滋肝明目、益肾助阳、健脾和胃。

Step1 鲜玉米200克，枸杞子10克，青豆20克，白砂糖、淀粉各适量。

Step2 枸杞子、玉米粒洗净；锅置火上，加清水适量，下入玉米粒、青豆同煮。

Step3 待玉米粒熟烂，再下白糖、枸杞子煮约5分钟，勾粉芡，起锅装碗即成。

阳辅——腰膝关节的救星

阳辅穴可清热散风，疏通经络。主要治疗膝关节炎、关节疼痛无定处、下肢麻痹、腰膝冷痛、腰酸无力、半身不遂、膝下浮肿。按摩时用中指或拇指尖点、按、揉。

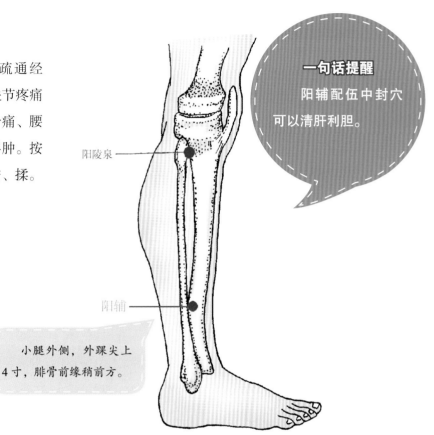

阳陵泉

阳辅

一句话提醒
阳辅配伍中封穴可以清肝利胆。

小腿外侧，外踝尖上4寸，腓骨前缘稍前方。

这样配穴有特效

阳辅 + 阳交、悬钟、行间，治下肢麻痹。

阳辅 + 肾俞、阳陵泉、悬钟，治脚痉挛。

贴心提示

按摩此穴可以治疗膝关节疾病。此类患者在日常饮食中，应多摄入一些富含各类维生素的食物，注意补充水分。

DIY 木瓜烧猪瘦肉，可以舒经活络、化湿和胃。

Step1 猪瘦肉300克，木瓜30克，黄皮土豆100克，油、料酒、姜、葱、盐各适量。

Step2 木瓜洗净，切成薄片；猪瘦肉洗净，土豆去皮洗净，均切3厘米见方的块；姜切片，葱切段。

Step3 炒锅置武火上，入油，待油热放入姜片、葱段爆香，再放入木瓜、猪瘦肉、土豆块、料酒，略炒至变色；加入少许汤，烧熟后加入盐即成。

悬钟——腰椎疾病配太溪

悬钟穴有调气活血、舒筋散寒、清热利湿的作用。主要治疗落枕、颈椎病、腰椎痛、膝踝关节疾病、肾炎、动脉硬化症、伤寒高热、胃热、大小便不利。按摩时用中指或拇指尖点、按、揉。

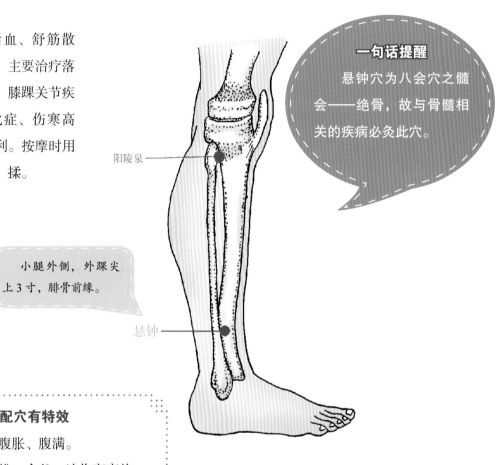

一句话提醒

悬钟穴为八会穴之髓会——绝骨，故与骨髓相关的疾病必灸此穴。

小腿外侧，外踝尖上 3 寸，腓骨前缘。

阳陵泉

悬钟

这样配穴有特效

悬钟 + 陷谷，治腹胀、腹满。

悬钟 + 曲池、大椎、合谷，治伤寒高热。

贴心提示

按摩此穴对伤寒病人有帮助，此时需要补充大量水分，少食多餐，忌刺激性食物及生冷食物。

DIY 沙葛猪骨汤，可以清热祛湿、健脾开胃。

Step1 沙葛 500 克，猪扇骨 500 克，眉豆、赤小豆、扁豆各 50 克，蜜枣 2 个，姜 2 片，水 10 碗。

Step2 赤小豆、眉豆、扁豆洗净，浸泡 1～2 小时。

Step3 猪扇骨斩大件，洗净，汆水捞起；沙葛洗净，去皮去筋，切块。

Step4 煮沸清水，放入所有材料，武火煮 20 分钟，转文火煲 1 个小时，下盐调味即可食用。

丘墟——腰胯疼痛配环跳

丘墟穴有疏经泻热、清降火毒、活络止痛之功效。主要治疗腰胯痛、下肢瘫痪、踝关节扭伤、腓肠肌痉挛、偏头痛、颈椎病、腋下肿痛、中风偏瘫、呼吸困难。按摩时用中指或拇指尖点、按、揉。

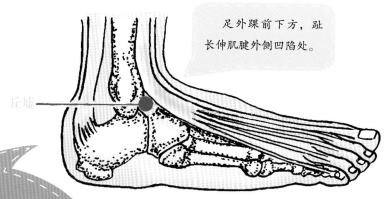

足外踝前下方，趾长伸肌腱外侧凹陷处。

丘墟

一句话提醒

丘墟治疗炎症（"上火"）效果甚佳，如咽炎、咽喉肿痛、牙周炎等。

这样配穴有特效

丘墟 + 环跳，治腰胯痛。

丘墟 + 金门、然谷、承山，治腓肠肌痉挛（小腿抽筋）。

贴心提示

容易小腿抽筋的人可以按摩此穴，同时要经常晒太阳，以促进钙的吸收，注意腿部保暖，饮食上多吃富含钙质的食物。

DIY 牛尾汤，可以益气血、强筋骨、补肾。

Step1 牛尾 500 克，葱白 50 克，料酒、八角、盐各适量。

Step2 牛尾剁成段，洗净，清水浸泡；姜切末，冷水浸泡后取其汁；葱切斜段。

Step3 汤锅放清水，置武火上煮沸，入牛尾氽一下，弃汤不用。

Step4 锅内注入鸡汤，煮沸，放入牛尾、葱段、姜片、八角、少许盐，再煮沸。

Step5 倒入砂锅中，文火煨烂。起锅前倒入料酒、姜汁、盐即可。

足厥阴肝经

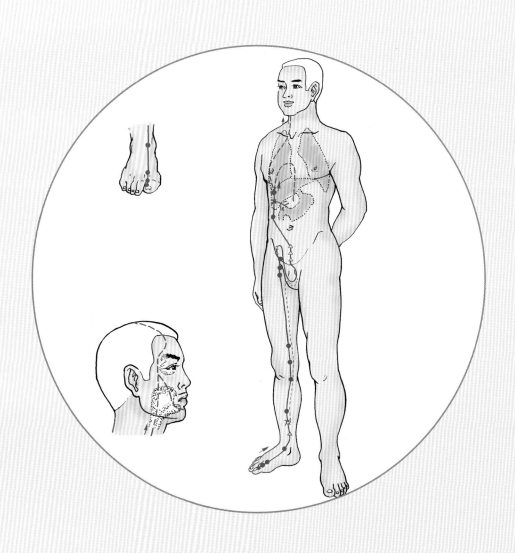

大敦——焦躁情绪缓解穴

大敦穴可疏肝解郁，调畅气机，活血通络，回阳救逆，调经通淋。主要治疗月经过多、痛经、功能性子宫出血、崩漏、子宫垂脱、更年期综合征、闭经、尿路感染、晕厥、中风、疝气、糖尿病、便秘等病症。按摩时用拇指指甲掐、按。

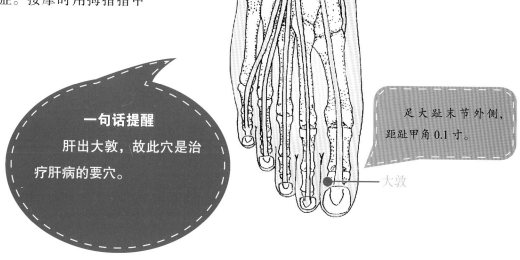

足大趾末节外侧，距趾甲角0.1寸。

大敦

一句话提醒

肝出大敦，故此穴是治疗肝病的要穴。

这样配穴有特效

大敦＋关元、三阴交、隐白、交信，治功能性子宫出血。

大敦＋曲泉、蠡沟、中封，治疝气。

贴心提示

按摩此穴对功能性子宫出血的患者有帮助。此时应避免劳累，节制性生活，出血量大者应尽快就医，防止发生贫血。饮食上忌生冷及辛辣刺激性食物。

DIY乌梅红糖汤，具有补血、止血作用。

Step1 乌梅15克，红糖30～50克。

Step2 将乌梅、红糖一起入煲，加水一碗半，煎至大半碗，去渣温服。

行间——拯救肝脏的义士

行间穴有清热解毒、疏肝散瘀之功效。主要治疗高血压病、中风、善怒、神经衰弱、糖尿病、消化不良、胃脘痛、肠疝痛、腹膜炎、痛经、闭经、白带、乳腺炎、青光眼、目赤肿痛、小儿惊风。按摩时用中指或拇指尖点、按、揉。

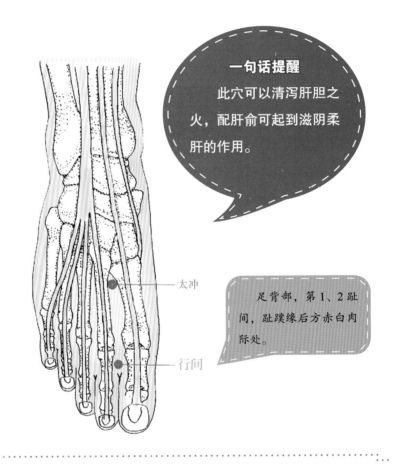

太冲

行间

一句话提醒
此穴可以清泻肝胆之火，配肝俞可起到滋阴柔肝的作用。

足背部，第1、2趾间，趾蹼缘后方赤白肉际处。

这样配穴有特效

行间＋神门、大陵、内关、心俞，治神经衰弱。

行间＋中极、气海、三阴交、次髎，治赤白带下。

贴心提示

按摩此穴对神经衰弱患者有益。饮食上忌一切刺激性食物，如烟、茶、咖啡及辛辣食品，少吃不易消化的食物。

DIY 枣仁粥，可以养心阴、安心神、益脾气。

Step1 酸枣仁60克，粳米100克，白糖适量。

Step2 将枣仁炒熟，放入锅中，加适量水，煎熬两次，取药液备用。

Step3 将米淘净入锅，加药液煮成粥，放白糖调味即成。

Step4 每日早、晚空腹各服1碗。

太冲——排毒养颜的功臣

太冲穴可滋肾养肝，疏肝理气，平肝息风，降逆和胃，活血化瘀。主要治疗高血压病、肝炎、目眩、失眠、乳腺炎、月经不调、精子不足、血小板减少症、尿路感染、肋间神经痛、四肢关节酸痛、小便不利、口喝。按摩时用中指或拇指尖点、按、揉。

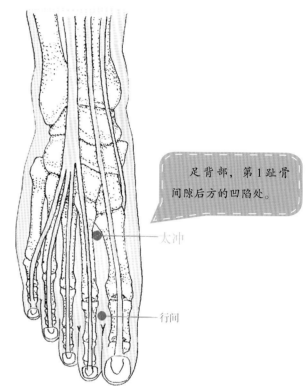

足背部，第1跖骨间隙后方的凹陷处。

太冲

行间

一句话提醒
按摩太冲可有效缓解腰部疼痛。

这样配穴有特效

太冲＋曲池、内关、足三里、三阴交，治高血压。

太冲＋三阴交、中极、肾俞，治闭经。

贴心提示

按摩此穴对高血压病人有帮助。饮食宜清淡，要少盐、少糖、低脂、低胆固醇，多吃含优质蛋白质和维生素的食物。

DIY 淡菜豆腐鱼头汤，可清热、降压。

Step1 淡菜 150 克，豆腐 2 块，生姜 1 片，大鱼头 1 个，盐少许。

Step2 将淡菜、大鱼头、豆腐和生姜洗净；大鱼头切块；生姜去皮、切片。

Step3 瓦煲内倒入适量清水，用武火煲开后加放材料，改用中火煲 2 小时，加盐调味即成。

蠡沟——难言之隐一扫光

蠡沟穴有疏肝理气、调经止带、清热利湿之功效。主要治疗月经不调、子宫内膜炎、阴部瘙痒、带下、子宫脱垂、功能性子宫出血、尿路感染、尿闭、睾丸炎、性功能亢进症、梅核气、脊髓炎。按摩时用拇指尖点、按、揉。

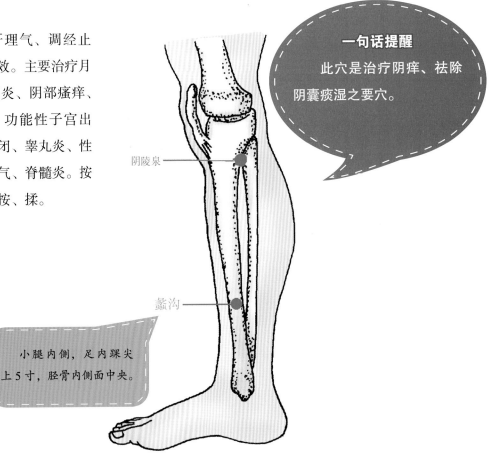

一句话提醒
此穴是治疗阴痒、祛除阴囊瘙湿之要穴。

阴陵泉

蠡沟

小腿内侧，足内踝尖上5寸，胫骨内侧面中央。

这样配穴有特效

蠡沟＋曲泉、阴廉、曲骨，治阴部瘙痒、阴道炎。

蠡沟＋太冲、曲骨、太溪，治不射精。

贴心提示

按摩此穴可以治疗阴道炎，此时饮食宜清淡有营养，多吃蔬菜和水果，忌海鲜、油腻、辛辣的食物。

DIY 马齿苋汁，可以清热解毒、利湿止带（孕妇禁用）。

Step1 鲜马齿苋50克，蜂蜜25毫升。

Step2 将鲜马齿苋洗净，切小段，搅拌机搅烂，榨取鲜汁。

Step3 加入蜂蜜调匀，隔水炖熟即可，分两次饮用。

曲泉——止带疗痒按曲泉

曲泉穴有清利湿热、通调下焦的作用。主要治疗阴痒、阴道炎、痛经、前列腺炎、遗精、阳痿、房劳、肾炎、少腹肿痛、小便不利、疝气、膀胱炎、膝关节痛。按摩时用中指或拇指尖点、按、揉。

一句话提醒
此穴对止带、治疗阴痒有较佳的功效。

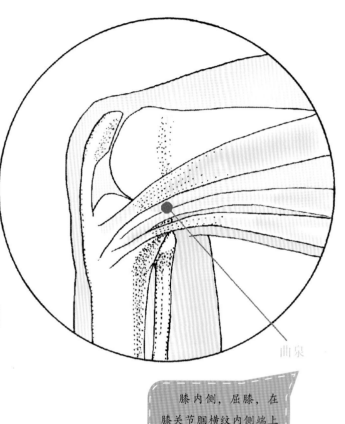

曲泉

膝内侧，屈膝，在膝关节腘横纹内侧端上方凹陷处。

这样配穴有特效

曲泉＋肾俞、关元、归来，治痛经。

曲泉＋中封、肾俞、三阴交、关元，治遗精。

贴心提示

按摩此穴可以治疗痛经，此时要注意防寒保暖，忌食辛辣及生冷的食物。

DIY 当归生姜羊肉汤，可以益气养血、温中祛寒。

Step1 羊肉 500 克，当归 60 克，黄芪 30 克，生姜 5 片，盐适量。

Step2 羊肉洗净、切块，与当归、黄芪、生姜同入锅中炖 2 小时。

Step3 加盐调味即可，吃肉饮汤。

阴包——月经不调遁阴包

阴包穴有调经止痛、利尿通淋、清利湿热的功效。主要治疗腰痛、月经不调、带下、阳痿、遗尿、尿失禁、尿潴留、腰骶神经痛。按摩时用拇指尖点、按、揉。

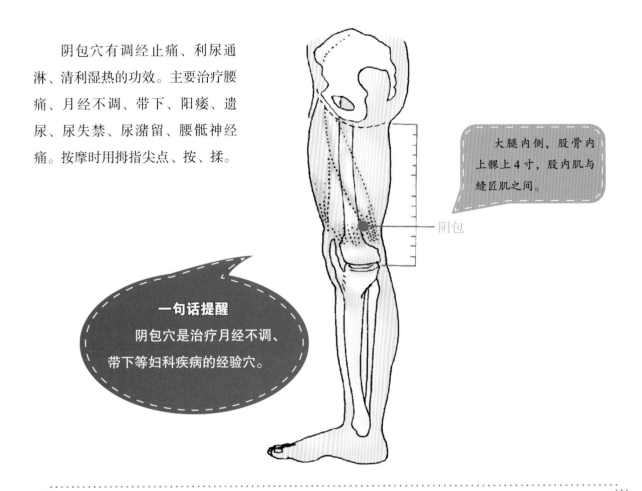

大腿内侧，股骨内上髁上4寸，股内肌与缝匠肌之间。

阴包

一句话提醒
阴包穴是治疗月经不调、带下等妇科疾病的经验穴。

这样配穴有特效

阴包+交信，治月经不调。

阴包+气海、三阴交、带脉、次髎，治带下病。

贴心提示

按摩此穴可以治疗月经不调，此时饮食上忌辛辣和寒性食物。

DIY当归生地羊肉汤，可以益气补血。

Step1 当归30克，生地30克，羊肉200克，盐适量。

Step2 羊肉切小块，入瓦锅中，加适量水，放入当归、生地，武火煮沸后，文火炖至羊肉熟烂，去渣。

Step3 加食盐调味，饮汤食羊肉。

章门——打响肝脏保卫战

章门穴可疏肝理气、消聚散积、清利湿热。主要治疗肝炎、黄疸、肝脾肿大、腹痛、腹泻、水肿、胸膜炎、高血压病、伤食、小儿疳积、口干、气短、二便不通、尿多、赢瘦等病症。按摩时用中指或拇指尖点、按、揉。

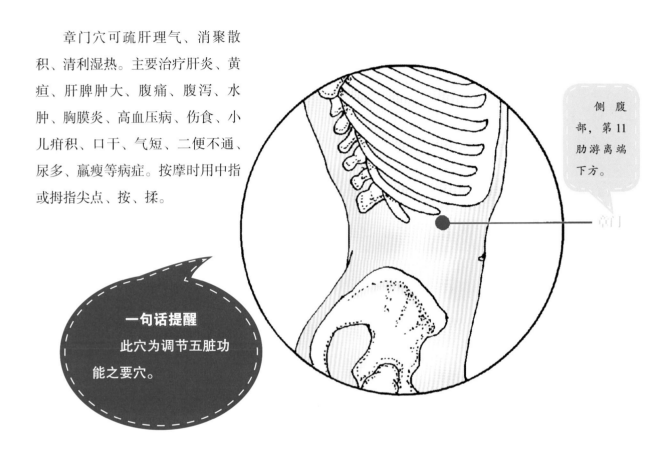

侧腹部，第11肋游离端下方。

章门

一句话提醒
此穴为调节五脏功能之要穴。

这样配穴有特效

章门＋期门、日月，治黄疸。

章门＋中脘、脾俞、胃俞，治伤食（消化不良）。

贴心提示

按摩此穴对黄疸患者有帮助。此类患者要充分保证蛋白质和维生素的摄入，多喝水，加速毒物的排泄，保证肝脏的正常代谢功能。

DIY 茵陈苡仁粥，可以清热利湿、除黄疸。

Step1 茵陈30克，薏苡仁50克。

Step2 先在砂锅内煎取茵陈，净药液约1500毫升。

Step3 用茵陈液与薏苡仁同煮，煮成薏苡仁稀粥，每日3次分服，连服7日。

期门——肝癌治疗保根本

期门穴有疏肝利胆、活血化瘀、健脾和胃之功效。主要治疗肝炎、肝硬化、胆囊炎、消化不良、胃下垂、胃肠神经官能症、饥不欲食、肠炎、腹膜炎、胸膜炎、心肌炎、高血压病、咳嗽、哮喘。按摩时用中指或拇指尖点、按、揉。

期门

胸部，乳头直下，第6肋间，前正中线旁开4寸。

一句话提醒
期门穴可有效缓解气短、消化不良等病症。

这样配穴有特效
期门＋胆俞、公孙、足临泣，治胆病。
期门＋章门，治饥不能食。

贴心提示
按摩此穴对胆病患者有帮助。此类患者应采取低脂肪、高蛋白、高纤维素的饮食，戒烟酒。禁食一切辛辣刺激性食物，忌油腻、煎、炸的食品。

DIY玉米须菊明茶，可以清热利胆、消炎排石。

Step1 玉米须15克，决明子9克，菊花5克。

Step2 将玉米须、决明子、甘菊花用沸水冲泡服食。

督 脉

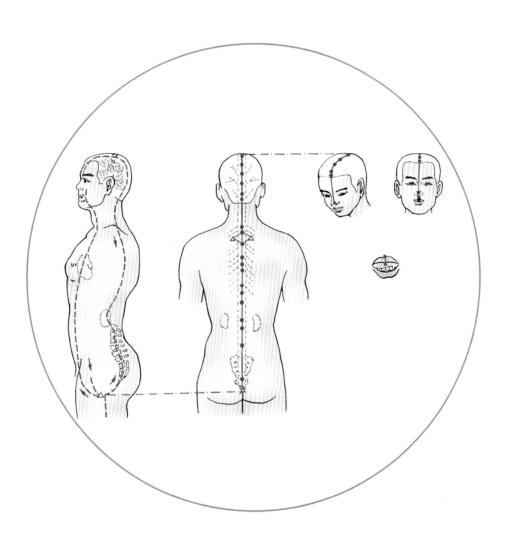

长强——痔疮便血配命门

长强穴有疏导瘀滞、通畅气血的功效。主要治疗泄泻、痢疾、便秘、便血、脱肛、痔疮、阴囊湿疹、遗精、阳痿等病症。按摩时用拇指尖点、按、揉。

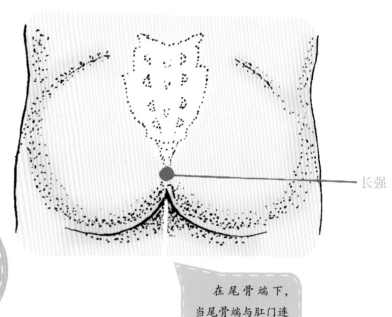

长强

一句话提醒

艾灸长强穴可根除顽固性痔疮。

在尾骨端下，当尾骨端与肛门连线的中点处。

这样配穴有特效

长强 + 命门、肾俞，治痔疮便血。

长强 + 百会、公孙，治脱肛。

贴心提示

艾灸此穴可以治疗痔疮。此类患者不宜久坐，应注意局部卫生，养成良好的排便习惯。饮食宜清淡，少食辛辣、煎炒、油炸和刺激性食物，多食水果、蔬菜和纤维性食物，多饮水。

DIY 菠菜粥，可以养血止血、敛阴润燥、通利肠胃。

Step1 菠菜 100 克，粳米 100 克。

Step2 将菠菜洗净，放滚水中烫半熟，取出切碎。

Step3 粳米煮粥后，将菠菜放入，拌匀，煮沸即成。

腰俞——腰椎间盘守护神

腰俞穴可以调经清热，散寒除湿。主要治疗腰脊痛、下肢麻木、下肢瘫痪、月经不调、白带、遗精、遗尿、尿路感染、痔疮、脱肛、便血。按摩时用中指或拇指尖点、按、揉，也可用手掌根按揉。

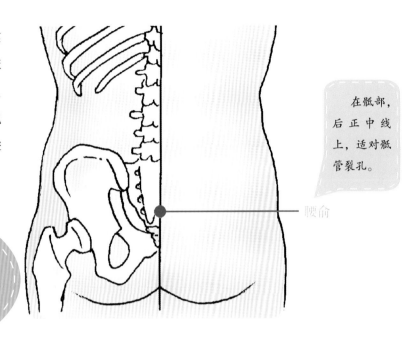

在骶部，后正中线上，适对骶管裂孔。

腰俞

一句话提醒

治疗腰椎、脊椎方面的疾病，必选腰俞穴，如能艾灸则疗效更好。

这样配穴有特效

腰俞＋委中、涌泉、小肠俞、膀胱俞，治腰脊痛。

腰俞＋风府，治足部麻痹。

贴心提示

按摩此穴可以缓解腰脊痛，同时应尽量选择睡硬板床，不要弯腰提重物，注意腰背部的防寒保暖，发病期间要卧床休息，加强腰背肌的锻炼。饮食上多食补益脾肾之品。

DIY 羊肉胡萝卜汤，可以补中益气、温补脾肾。

Step1 瘦羊肉 280 克，草果 3 克，豌豆 50 克，香菜 10 克，山药 100 克，胡萝卜 150 克，葱白、姜、黄酒、胡椒、盐、醋各适量。

Step2 羊肉洗净，切块；豌豆、香菜洗净；胡萝卜洗净，切丝；山药去皮，切薄片；生姜切片；葱切段；草果仁装入小纱布袋内并扎口。

Step3 将羊肉用沸水焯一下，放入锅内，加胡萝卜、山药、葱白、姜、黄酒、草果仁布袋、胡椒粉及适量清水，用武火煮沸，撇去浮沫；转用文火炖至羊肉酥烂，捞去葱、姜、草果仁布袋，加入豌豆煮沸；再加盐、香菜、醋调味即可食用。

腰阳关——缓解各种腰脊病

腰阳关穴有祛寒除湿、舒筋活络、益肾强腰的功效。主要治疗腰骶疼痛、坐骨神经痛、下肢瘫痪、脊柱炎、膝关节炎、遗精、阳痿、盆腔炎、月经不调。按摩时用中指或拇指尖点、按、揉，也可用手掌根按揉。

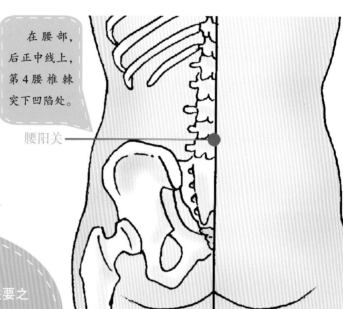

在腰部，后正中线上，第4腰椎棘突下凹陷处。

腰阳关

一句话提醒

腰阳关是全身阳气的关要之处，因腰肌劳损造成腰椎疾病的患者须常按揉此穴。

这样配穴有特效

腰阳关＋命门、大肠俞、肾俞，治腰椎间盘突出症。

腰阳关＋梁丘、曲泉，治膝关节不能弯曲行走。

贴心提示

按摩此穴对腰椎间盘突出症患者有益。此类患者不宜久坐、久站，腰背部不要受寒，应加强腰背肌功能的锻炼。饮食上应选择含钙高的食物。

DIY 当归猪腰，可以滋补肝肾、养血益气。

Step1 猪腰 500 克，当归、党参、山药各 10 克，酱油、姜、蒜、香油、醋各适量。

Step2 将猪腰切开洗净；当归、党参、山药装入纱布袋，袋口系紧，与猪腰同放锅内，加适量水煮；待猪腰煮熟，捞出冷却后，切片盛盘。

Step3 将酱油、醋、姜丝、蒜末、香油等拌匀，淋上即可。

命门——补肾壮阳配太溪

命门穴有壮阳益肾、清热安神的作用。主要治疗虚损腰痛、尿频、肾炎、阳痿、早泄、月经不调、赤白带下、盆腔炎、惊恐、失眠、耳鸣、下肢瘫痪、便血、脱肛、糖尿病、小儿脑膜炎、小儿麻痹后遗症。按摩时用中指或拇指尖点、按、揉，或用手掌根按揉。

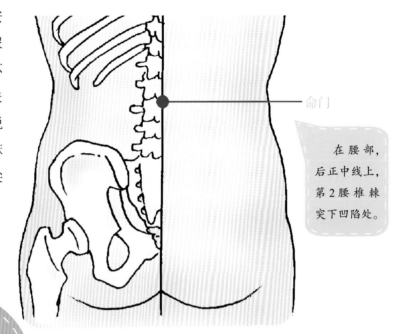

命门

在腰部，后正中线上，第 2 腰椎棘突下四陷处。

一句话提醒

人有左、右二肾，中医称"在左为肾，在右为命门"，是性命之根本。

这样配穴有特效

命门＋太溪、志室，治肾虚腰痛。

命门＋肾俞、中极、蠡沟、然谷，治习惯性流产。

贴心提示

按摩此穴可以补肾。肾虚患者要忌食生冷大凉之物，忌辛辣香燥的食品；出现肾虚浮肿时，应忌过咸饮食，以及烟酒、葱蒜等刺激性食品。

DIY 杜仲黄瓜汤，可以补益肝肾、清热利尿、降血压。

Step1 黄瓜 300 克，杜仲 25 克，鸡蛋 50 克，葱、姜、盐、料酒、油各适量。

Step2 杜仲去粗皮后润透、切丝，并炒焦；黄瓜洗净，切薄片；鸡蛋在碗内搅散；姜切片，葱切段。

Step3 将炒锅置武火上，待油烧至六成热时，放姜片、葱段爆香；再加入杜仲及 1800 毫升清水，煮 15 分钟；再加入黄瓜片、鸡蛋、盐即成。

悬枢——腰肌劳损有悬枢

悬枢穴可助阳健脾，通调肠气。主要治疗腰脊疼痛、消化不良、完谷不化、腹泻、痢疾、脱肛等病症。按摩时用中指或拇指尖点、按、揉，也可用手掌根按揉。

在腰部，后正中线上，第1腰椎棘突下凹陷处。

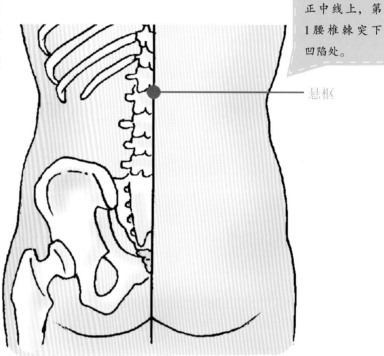

悬枢

一句话提醒

饮食不下、消化不良，用悬枢穴治疗有甚佳的效果。

这样配穴有特效

悬枢＋下脘、三焦俞、梁门，治完谷不化（消化不良）。

贴心提示

按摩此穴可以治疗胃肠道疾病。此类患者要注意饮食卫生，选择易消化、富有营养的食物，忌食生冷、油腻及一切刺激性食物。

DIY萝卜饼，可以健胃理气、消食化痰。

Step1 白萝卜250克，面粉250克，瘦猪肉碎100克，姜、葱、盐、油各适量。

Step2 白萝卜洗净，切细丝，煸炒至五成熟，待用。

Step3 肉碎加姜、葱、盐及白萝卜调成白萝卜馅；面粉和成面团，分小块填入萝卜馅，制成夹心小饼，放入油锅内，烙熟即成。

脊中——强腰健体好帮手

脊中穴有健脾利湿、宁神镇静之功效。主要治疗腰脊痛、黄疸、肝炎、肠胃炎、吐酸、腹泻、痢疾、便血、痔疮。按摩时用中指或拇指尖点、按、揉，或用手掌根按揉。

一句话提醒
用眼过度造成的眼科疾病，宜多按揉此穴。

脊中

在背部，后正中线上，第11胸椎棘突下凹陷处。

这样配穴有特效

脊中 + 肾俞、命门、中膂俞、腰俞，治腰疼。

脊中 + 涌泉，治风痫。

贴心提示

按摩此穴可以健脾。脾虚患者宜吃性平、味甘或甘温之物，以及营养丰富、容易消化的平补食品；忌吃性质寒凉、味厚滋腻、容易阻碍脾气运化功能的食品。

DIY 莲子红枣粥，可以健脾益胃、养心安神、强壮筋骨。

Step1 莲子 50 克，红枣 6 粒，粳米 100 克，红糖适量。

Step2 莲子泡发去心；红枣洗净去核；粳米淘洗干净。

Step3 将莲子、红枣、粳米放入锅中，加适量水，置武火上烧沸，转文火炖煮 40 分钟，加入红糖搅匀即成。

中枢——肝胆疾病不可少

中枢穴可健脾利湿，理气和胃，清热止痛。主要治疗腹胀、胃痛、食欲不振、呕吐、消化不良、腰背痛、视力减退、肝炎、胆囊炎。按摩时用中指或拇指尖点、按、揉，也可用手掌根按揉。

一句话提醒
中枢穴有健脾消食之功效，对肝胆疾病亦有良好的治疗效果。

中枢

在背部，后正中线上，第10胸椎棘突下凹陷处。

这样配穴有特效

中枢 + 命门、阳陵泉、后溪，治腰脊痛。

贴心提示

按摩此穴可以治疗胃肠道疾病，同时饮食宜清淡，忌暴饮暴食，忌生冷、油腻、辛辣及一切刺激性食物。

DIY 胡椒根炖鸡汤，可以温中补虚、散寒止痛。

Step1 鸡 650 克，胡椒根 40 克，党参 40 克，红枣（干）40 克。

Step2 将鸡洗净，去尾及肥脂，切块；胡椒根、党参、红枣（去核）均洗净。

Step3 将全部材料放入炖盅内，加盖，隔滚水，用文火炖 3 小时，放盐调味即可饮用。

身柱——疮疡治疗特效穴

身柱穴有理气降逆、止咳平喘、清热平喘的功效。主要治疗支气管炎、肺炎、支气管哮喘、肺结核、身热、惊厥、脊背强痛、百日咳、中风不语、神经衰弱、疔疮。按摩时用中指或拇指尖点、按、揉，或用手掌根按揉。

在背部，后正中线上，第3胸椎棘突下凹陷处。

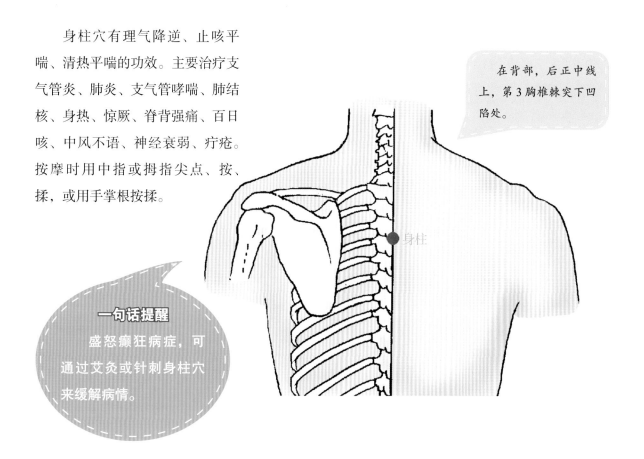

身柱

一句话提醒

盛怒癫狂病症，可通过艾灸或针刺身柱穴来缓解病情。

这样配穴有特效

身柱＋肺俞、风门、商丘、太渊，治百日咳。

身柱＋委中、灵台、合谷，治疗疮。

贴心提示

按摩此穴对百日咳患者有帮助。此类患者忌食过咸、过甜、生冷、辛辣、燥热、油腻、肥厚之物，以免助热生痰。饮食宜清淡，多吃新鲜蔬菜、水果。

DIY川贝冰糖炖饭汤，可以和胃润肺、除痰止咳。

Step1川贝母9克，冰糖15克。

Step2煮饭时，待饭开滚后取饭汤200毫升，放入川贝母及冰糖，隔水炖服。

大椎——清热退烧特效穴

大椎穴有清热、解表、解毒的作用。主要治疗中暑、感冒、疟疾、支气管哮喘、肺气肿、高热头痛、流行性乙型脑炎、颈椎病、脑发育不全、血液病、尿毒症、静脉炎、白细胞减少症。按摩时用中指或拇指尖点、按、揉，或用手掌根按揉。

在背部，后正中线上，第 7 颈椎棘突下凹陷处。

大椎

一句话提醒

此穴是高烧退热的经验要穴。

这样配穴有特效

大椎＋曲池、合谷、少商、风池，治高热。

大椎＋肺俞、神阙，治短气而喘。

贴心提示

按摩此穴对风热感冒患者有帮助。此时要多饮水，饮食宜清淡，可以喝萝卜汤或梨汤。忌食滋补、油腻、酸涩的食物，以及生姜、肉桂、辣椒、胡椒等调味品。

DIY 双花饮，可以清热解毒、解表退热。

Step1 金银花 15 克，大青叶 10 克，蜂蜜 50 克。

Step2 将金银花、大青叶放入锅内，加水煮沸，3 分钟后将药液滤出，放入蜂蜜，搅拌和匀，即可饮用。

哑门——失语喑哑缓解快

哑门穴可散风息风，开窍醒神。主要治疗失语、音哑、语言障碍、聋哑、癔症、中风、大脑发育不全、脑性瘫痪、脑出血、脑膜炎、后头痛。按摩时用中指尖点、按、揉。

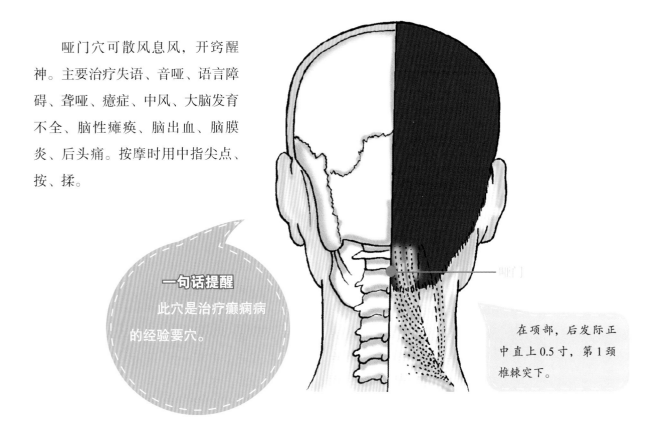

一句话提醒
此穴是治疗癫痫病的经验要穴。

在项部，后发际正中直上 0.5 寸，第 1 颈椎棘突下。

这样配穴有特效

哑门 + 风府、通里、合谷，治喑哑。

哑门 + 天突、涌泉、神门、风府，治中风失音不语。

贴心提示

按摩此穴对中风患者有帮助。此类患者应严格控制油脂、盐、胆固醇的摄取量，远离烈酒、咖啡、浓茶及辛辣刺激性食物。

DIY 葛粉羹，可以滋养肝肾、息风开窍。

Step1 葛根（干）250 克，荆芥穗 50 克，淡豆豉 150 克。

Step2 将葛根捣碎成细粉末。

Step3 把荆芥穗和淡豆豉用水煮 6 ~ 7 沸，去渣取汁，再将葛粉做成面条，放入已煮好的药汁中，煮熟即成。

风府——风寒感冒病自除

风府穴有泻热安神、开窍醒脑、宣通阳气、祛风解表之功效。主要治疗流感、脑发育不全、脑炎后遗症、脑性瘫痪、癔症、癫痫、精神分裂症、神经性头痛、高血压病、聋哑、半身不遂。按摩时用中指尖点、按、揉。

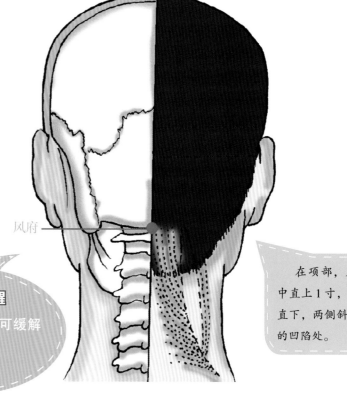

风府

一句话提醒

按揉风府穴可缓解各类风证。

在项部，后发际正中直上1寸，枕外隆突直下，两侧斜方肌之间的凹陷处。

这样配穴有特效

风府＋风门、风池、列缺、合谷，治风寒感冒。

风府＋百会、大椎、心俞、巨阙，治癫痫。

贴心提示

按摩此穴对风寒感冒患者有帮助。此时宜吃具有辛温发汗散寒之品，忌吃生冷性凉的食物。

DIY 红枣葱白煲鸡汤，可以祛风散寒、健脾养心。

Step1 鸡半只，葱白、香菜各6根，红枣10粒，姜、盐各适量。

Step2 鸡洗净、斩块，余水后捞起；葱白和香菜洗净，切长段；红枣去核。

Step3 将锅内清水煮开，放入所有材料，武火煮沸，转文火煲1个小时，加盐调味即可食用。

脑户——头痛欲裂求脑户

脑户穴可醒神开窍，平肝息风，疏风清热。主要治疗头痛、三叉神经痛、面瘫、脑出血、结膜炎、功能性失语、高血压病、癔症、癫痫、肿瘤。按摩时用中指尖点、按、揉。

在项部，后发际正中直上2.5寸，枕外隆突上缘的凹陷处。

脑户

一句话提醒
脑户配伍风府穴，可治疗各种风证。

这样配穴有特效

脑户 + 通天、脑空，治头重痛。

脑户 + 风池、玉枕、风府、上星，治眼痛不能视物。

贴心提示

按摩此穴可以缓解头痛，宜食有助于疏散风邪及具有清热作用的食物，忌烟酒、浓茶及辛辣刺激性食物。

DIY 桑菊豆豉粥，可以疏风清热、清肝明目。

Step1 桑叶 10 克，菊花、豆豉各 15 克，粳米 100 克。

Step2 将桑叶、菊花和豆豉一起入锅，加适量的清水，煎煮后去渣取汁。

Step3 将此药汁与洗净的粳米一起放入砂锅中，加适量清水熬粥，米熟即成。

强间——心烦意乱加承浆

强间穴可醒神宁心，平肝息风。主要治疗神经衰弱、烦心、失眠、神经性头痛、眩晕、面瘫、口喝、脑震荡、癔症、癫痫、精神分裂症。按摩时用中指尖点、按、揉。

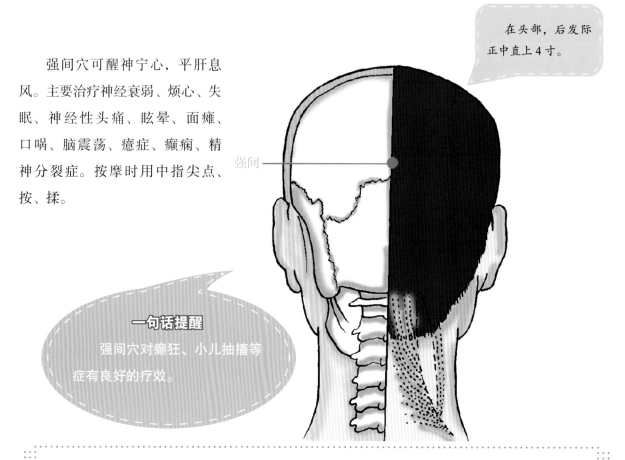

在头部，后发际正中直上4寸。

强间

一句话提醒
强间穴对癫狂、小儿抽搐等症有良好的疗效。

这样配穴有特效

强间＋百会、承光，治烦心。

强间＋攒竹、小海、后顶，治癫发瘛疭、狂走不得卧。

贴心提示

经常按揉强间穴，对情绪及精神类疾病有良好的缓解作用。平时宜保持情绪稳定，性格豁达开朗，选择有规律的生活，都会对病情有所帮助。饮食上多食定惊息风之品。

DIY 天麻鱼头汤，可以宁神益气、镇痛养肝、定惊息风。

Step1 鲢鱼头1个，天麻25克，笋片、瘦猪肉片、粉丝各适量，盐、料酒、辣椒少许。

Step2 将洗净的鱼头开边，放入热油锅中，煎至5~6成熟，取出；天麻用水浸软。

Step3 原锅煸炒瘦猪肉片，加入笋片、辣椒，加高汤，放入鱼头与天麻（连同浸天麻的汁液），加盐、料酒，煮滚，改放砂锅内，炖1~2小时。最后放入浸软的粉丝，煮约5~10分钟即可。

后顶——脑部供血后顶帮

在头部，后发际正中直上 5.5 寸。

后顶穴有醒神安神、息风止痉的作用。主要治疗神经性头痛、头顶痛、偏头痛、颈项强直、眩晕、失眠、外感热病、脑充血、癫痫。按摩时用中指尖点、按、揉。

后顶

一句话提醒
后顶配伍通里穴，可治疗头痛和目痛。

这样配穴有特效

后顶 + 百会、前顶、风池，治巅顶痛（头顶痛）。

后顶 + 玉枕、颔厌，治风眩。

贴心提示

按摩此穴对风眩患者有帮助。此类患者要保证充足的睡眠，避免过度紧张和劳累，放松心情。饮食宜清淡、富营养、低盐，忌辛辣、高脂食物，忌烟酒。

DIY 止痛饮，可以祛风、解痉、止痛。

Step1 白芷 6 克，细辛 3 克，蔓荆子、防风各 9 克，蜂蜜适量。

Step2 将白芷、细辛、蔓荆子、防风用冷水浸泡半小时。

Step3 各种药材一起入锅，加适量清水，用武火煮沸，再改用文火煎煮 10 分钟，加入适量的蜂蜜即成。

百会——健脑安神降血压

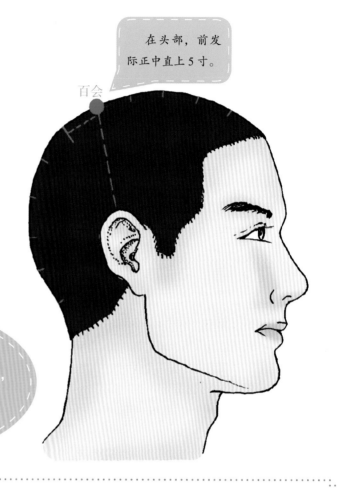

在头部，前发际正中直上5寸。

百会

百会穴可益气升阳，安神止痛，升清益脑，填髓生发。主要治疗头痛、眩晕、失眠、健忘、高血压病、低血压、脑出血、慢性咽炎、咽喉肿痛、过敏性鼻炎、舞蹈病、半身不遂、中风不语。按摩时用中指指尖点、按、揉，也可用手掌根按揉。

一句话提醒

百会是健康长寿之要穴，可治疗各种顽疾。

这样配穴有特效

百会＋气海、关元，治尸厥（不省人事）。

百会＋内关、神门，治心神恍惚。

贴心提示

每晚睡前坚持按揉百会穴 3～5 分钟，可以改善头部的血液循环，有效地促进睡眠，减轻失眠的病症。饮食上多食养心安神之品。

DIY 杞子拌猪心，可以养心补血、滋阴安神。

Step1 猪心 100 克，青椒 200 克，枸杞子 15 克，油、盐、花椒各适量。

Step2 猪心切片，在开水锅中氽后捞出，挤净余水；枸杞子洗净，用凉开水泡 1 小时，备用。青椒切块，在开水锅中略氽捞出，挤净余水。

Step3 将花椒放入热油锅中，炸成焦黄色时捞出；花椒油晾凉备用。

Step4 将氽好的猪心、青椒装入盘中，加入枸杞子，以花椒油、盐调味即可食用。

神庭——神清气爽更聪明

在头部，前发际正中直上 0.5 寸。

神庭穴有宁神醒脑、降逆平喘之功效。主要治疗头痛、眩晕、失眠、结膜炎、角膜炎、泪囊炎、鼻出血、急慢性鼻炎、心动过速。按摩时用食指或中指尖点、按、揉。

—— 神庭

一句话提醒
容易惊恐、睡眠不安的患者，应经常按揉此穴以缓解症状。

这样配穴有特效

神庭 + 百会、风府、关元、气海，治小儿脑炎后遗症。

神庭 + 上星、囟会、前顶、百会，治目赤肿痛。

贴心提示

按摩此穴可以有效缓解头痛、头晕症状。平时要注意休息，保证充足的睡眠，适当进行体育活动，增强血液循环。同时放松心情，不紧张、不焦虑。饮食上要避免吃辛辣刺激或容易上火的食物。

DIY 枣杞鸡汤，可以益气补血、滋阴润肺、安神醒脑。

Step1 小鸡 1 只（500 克），红枣 10 粒，枸杞子 30 克，生姜、料酒、盐各适量。

Step2 将鸡洗净，去内脏；红枣洗净去核；枸杞子用水浸软；生姜去皮切丝。

Step3 将鸡、红枣、枸杞子、生姜同入锅中，加适量水煮沸，放入料酒，文火炖至鸡烂熟，加入盐调味即可。

水沟——急救保命在水沟

水沟穴有醒脑开窍、补阳固脱、镇惊息风之功效。主要治疗昏迷、虚脱、休克、低血压、中暑、晕车、糖尿病、口臭、口肌痉挛、面肿、面神经麻痹、面瘫、霍乱。按摩时用食指或中指尖点、按、揉。

水沟

在面部，当人中沟上 1/3 与中 1/3 交点处。

一句话提醒

此穴是急救要穴。

这样配穴有特效

水沟＋合谷、足三里、中冲，治昏厥。

水沟＋颊车，治中风口噤。

贴心提示

水沟穴是危重病症的急救要穴，对各种突发性昏厥、神志不清，以强刺激手法按压此穴，可以起到醒脑开窍、回阳救逆的作用。饮食上多食醒神健脑之品。

DIY 菖蒲粥，可以通窍除痰、醒神健脑、祛湿开胃。

Step1 石菖蒲 5 克，粳米 50 克，冰糖适量。

Step2 石菖蒲研末待用。

Step3 将粳米与冰糖一同入锅，加适量水熬粥，待粥快好时，调入石菖蒲末，稍煮即成。

任 脉

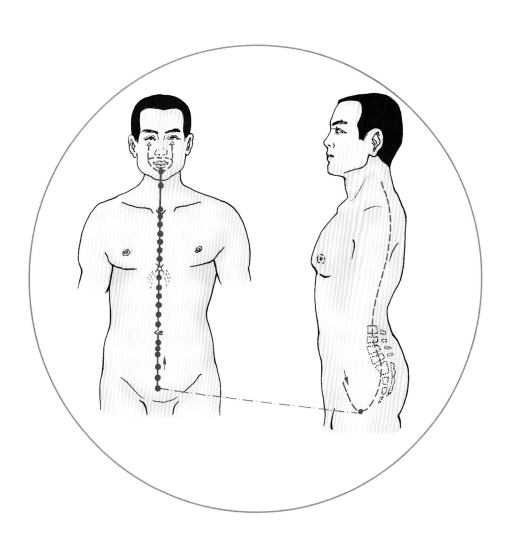

曲骨——生殖保健不可少

曲骨穴可通利小便，调经止痛。主要治疗泌尿系感染、阴囊湿疹、月经不调、痛经、阴道炎、盆腔炎、子宫内膜炎、赤白带下、睾丸炎、阳痿、遗尿、五脏虚弱。按摩时将第2、3、4指并拢后按揉，或用手掌根按揉。

一句话提醒
常按揉此穴可以防治生殖系统的疾病。

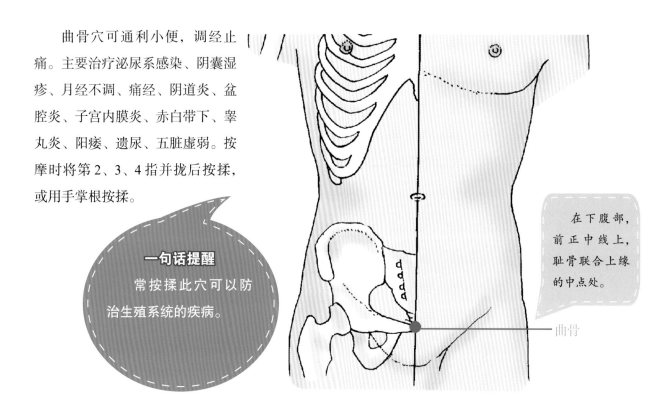

在下腹部，前正中线上，耻骨联合上缘的中点处。

曲骨

这样配穴有特效

曲骨＋中极、膏肓、肾俞，治梦遗。

曲骨＋承浆、膀胱俞、阴陵泉、太冲，治遗尿。

贴心提示

按摩此穴对梦遗患者有帮助。此类患者应养成良好的生活习惯，防止过度疲劳和精神紧张，少食辛辣刺激性食物，忌烟、酒、咖啡等。

DIY 芡实莲子汤，可以安神宁心、固精益肾。

Step1 莲子 40 克，芡实米 10 克，茯神 10 克，白砂糖适量。

Step2 将芡实、茯神用凉水浸泡 1 小时；莲子去心。

Step3 将芡实、茯神的浸液连同莲子一起倒入锅内；加水、白糖，炖至莲子、芡实熟烂；弃茯神渣不用，饮汤食芡实、莲子。

中极——利水通淋好帮手

中极穴可疏利膀胱气机，利水道，通小便，调理冲任，通经化瘀。主要治疗肾炎、膀胱炎、遗精、早泄、小便不利、疝气、月经不调、闭经、带下、子宫脱垂、功能性子宫出血、阴痒、产后宫缩痛、不孕症、肝硬化等症。按摩时将第2、3、4指并拢后按揉，或用手掌根按揉。

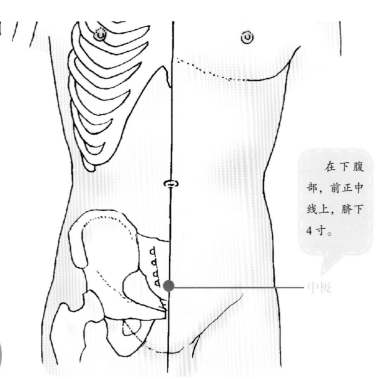

在下腹部，前正中线上，脐下4寸。

中极

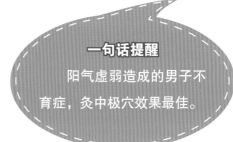

一句话提醒
阳气虚弱造成的男子不育症，灸中极穴效果最佳。

这样配穴有特效

中极＋关元、肾俞，治白浊（常见于泌尿生殖系统感染）。

中极＋肾俞、阴陵泉、三阴交、气海，治小便频数（尿频）。

贴心提示

按摩此穴对尿频患者有益。此类患者应注意生活规律化，放松心情，减轻压力，控制饮食结构，多吃蔬菜，少吃肉类，远离烟酒。

DIY 胡桃瘦肉粥，可以补益脾肾、收敛止带。

Step1 瘦猪肉500克，胡桃肉60克，莲子肉、芡实各30克，红枣5粒，盐适量。

Step2 瘦猪肉洗净，切碎块；胡桃肉、莲子肉洗净；芡实、红枣（去核）洗净。

Step3 将所有材料同入锅中，武火煮沸，转文火煲3小时，入盐调味即成。

关元——延年益寿保健康

关元穴有扶正固本、补脾温肾的功效。主要治疗中风、偏瘫、冠心病、风湿性心脏病、阳痿、早泄、痛经、闭经、功能性子宫出血、阴痒、赤白带下、尿路感染、便血、尿血、小便不利、大便不禁。按摩时将第2、3、4指并拢后按揉，或用手掌根按揉。

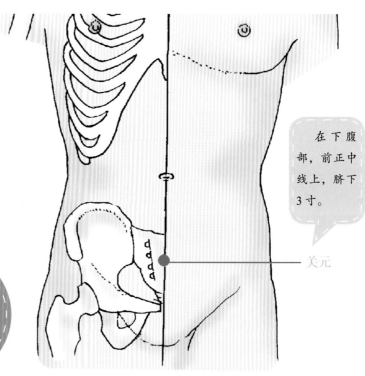

在下腹部，前正中线上，脐下3寸。

关元

一句话提醒

此穴是壮阳补肾之要穴。

这样配穴有特效

关元＋命门、肾俞，治男性不育症。

关元＋神阙、气海，治中风脱证。

贴心提示

按摩此穴对男性不育症患者有帮助。此类患者应改掉不良的生活习惯，增强体质，戒烟、戒酒。饮食上忌辛辣之品，多吃绿色蔬菜以及含锌丰富的海鲜，如生蚝、虾等。

DIY 海参虾肉汤，可以温肾壮阳、益精养血。

Step1 虾仁60克，海参150克，姜、大葱、盐各适量。

Step2 虾肉洗净，滴干水；将发好的海参洗净、切丝；姜切丝；葱去须，切段。

Step3 起油锅，溅清水适量，武火煮沸；将海参放入沸水锅内，文火煮1小时，放虾肉、姜丝，再煮20分钟，放葱、盐调味即可，随量饮汤食肉。

气海——恢复青春有气海

气海穴有健脾补肾、调经止带的作用。主要治疗胃下垂、慢性胃炎、肠炎、肠麻痹、带下、子宫脱垂、产后恶露不尽、不孕症、泌尿系感染、前列腺炎、膀胱炎、疝气、腹膜炎。按摩时将第 2、3、4 指并拢后按揉，或用手掌根按揉。

气海

在下腹部，前正中线上，脐下1.5寸。

一句话提醒

此穴是人体元气生发之根，培补真气宜灸气海穴。

这样配穴有特效

气海 + 脾俞、胃俞、中脘，治胃下垂。

气海 + 中极、三阴交，治产后恶露不止。

贴心提示

按摩此穴对胃下垂患者有帮助。此类患者应选用高热量、营养丰富、易消化的食物，宜少食多餐，避免进食过饱，忌烟酒及辛辣刺激性食物。

DIY 参芪大枣粥，可以健脾补气、养血调经。

Step1 党参 30 克，黄芪 30 克，大枣 10 粒，粳米 100 克。

Step2 将党参、黄芪、大枣同入锅中，加适量水，煎煮 20 分钟，取出党参、黄芪，加入粳米煮粥至熟，即可食用。

神阙——治肠胃炎消水肿

神阙穴可温阳救逆，利水固脱。主要治疗腹痛、腹胀、腹泻、大腹水肿、肠粘连、急慢性肠炎、脑出血、虚脱、休克、中暑、疝气、便秘、脱肛、不孕症。按摩时将第 2、3、4 指并拢后按揉，或用手掌根按揉。

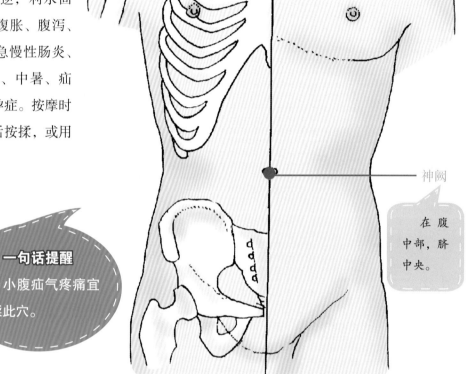

一句话提醒
小腹疝气疼痛宜按揉此穴。

神阙

在腹中部，脐中央。

这样配穴有特效

神阙＋天枢、上巨虚、中脘，治急性肠炎。

神阙＋梁门、中脘，治痢疾。

贴心提示

按摩或艾灸此穴可以治疗腹泻。腹泻初期应选用清淡的流质饮食，如蛋白水、果汁、米汤、薄面汤等，以咸为主；症状缓解后改为低脂流质饮食。如果是急性水泻期，则需暂时禁食。

DIY 豌豆莲子瘦肉汤，可以暖胃止泻、补精益气。

Step1 豌豆、莲子各 150 克，瘦猪肉 320 克，怀山 12 克，白术 15 克，姜 3 克。

Step2 将豌豆、莲子洗净；瘦肉洗净、切块。

Step3 将各种材料及瘦肉同入锅中，放水 4 碗，煲 3 个小时，即可食用。

水分——治疗水肿见神效

水分穴有健脾益气、化湿止泻的功效。主要治疗肾炎、水肿、腹水、腹腔积液、呕吐、肝硬化、疝气等病症。按摩时将第2、3、4指并拢后按揉，或用手掌根按揉。

一句话提醒
水分是治疗水肿之要穴。

水分

在上腹部，前正中线上，当脐中上1寸。

这样配穴有特效

水分 + 脾俞、三阴交，治水肿。

水分 + 气海，治反胃呕吐。

贴心提示

艾灸此穴对水肿患者有益。同时饮食宜清淡，选择低盐少钠的食物，避免难消化和易胀气的食物，控制水的摄入量。

DIY 赤小豆山药粥，可以清热健脾、利湿止泻。

Step1 赤小豆 50 克，鲜山药 50 克，白糖适量。

Step2 山药洗净去皮，切片。

Step3 赤小豆入锅中，加适量水，煮至半熟，再入山药同煮至熟，加入白糖即成。

下脘——人体健脾消食丸

下脘穴可以调理脾胃，疏通肠道，行气导滞，消宿食。主要治疗胃痉挛、慢性胃炎、胃下垂、胃扩张、消化不良、呃逆、呕吐、腹胀、腹痛、肠鸣、肠梗阻。按摩时将第2、3、4指并拢后按揉，或用手掌根按揉。

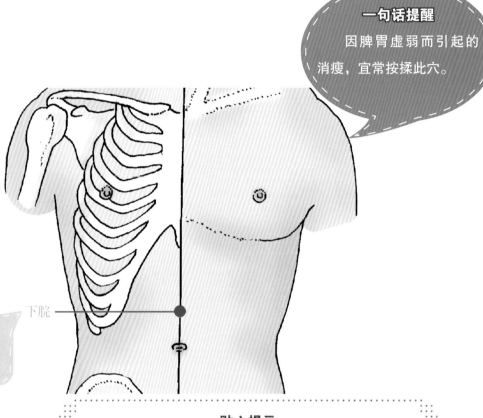

下脘

在上腹部，前正中线上，当脐中上2寸。

一句话提醒
因脾胃虚弱而引起的消瘦，宜常按揉此穴。

这样配穴有特效

下脘＋上脘、中脘，治吐食不纳。

下脘＋胃俞、公孙、内关，治胃脘痛。

贴心提示

按摩此穴对胃病患者有帮助。平时饮食要有规律，定时定量，饮食宜清淡，忌生冷、油腻、辛辣、刺激性食物。

DIY草果煲牛肉，可以温脾暖胃、祛寒除湿、消食止痛。

Step1 草果6克，牛肉150～200克，生姜、盐各适量。

Step2 牛肉切小块，用清水浸泡，去除血水；生姜切片；草果拍碎，备用。

Step3 牛肉凉水下锅，武火煮出血水；将牛肉倒出，用热水洗净，重新入锅。

Step4 添加适量开水和生姜、草果，武火煮开，撇净浮沫；转文火炖煮至筷子可以轻松插入牛肉，加入盐，继续用文火炖半小时即成。

建里——理气化滞配气海

建里穴可健脾和胃，通降腑气。主要治疗急慢性肠胃炎、消化不良、胃痉挛、胃下垂、食欲不振、食入即吐、腹膜炎、腹中切痛、水肿、心绞痛。按摩时将第2、3、4指并拢后按揉，或用手掌根按揉。

一句话提醒

此穴是理气化滞的经验穴。

建里

在上腹部，前正中线上，当脐中上3寸。

这样配穴有特效

建里 + 梁门、足三里、内关、胃俞，治食入即吐。

建里 + 中脘、天枢、足三里，治小儿腹泻。

贴心提示

按摩此穴对消化不良者有益，同时应避免油炸、腌制、生冷、辛辣刺激以及容易胀气的食物。

DIY 参芪清蒸羊肉，可以温中益气、健脾利湿。

Step1 羊肉500克，水发香菇、水发玉兰片各少许，党参、黄芪各15克，葱、姜、花椒、盐、胡椒粉、清汤、鸡汤各适量。

Step2 将党参、黄芪放入砂锅中，用清水煮两次，将药液煮至剩30毫升，去渣，取药液备用；羊肉洗净，切片；水发香菇、水发玉兰片分别洗净备用。

Step3 取一个大碗，将玉兰片、香菇、羊肉整齐地码在上面，加入葱段、姜片、花椒、盐、胡椒粉、鸡汤、参芪药液，用盘扣住，用武火蒸半小时，取出即成。

中脘——肠胃疾病的福音

中脘穴可生血补虚，消食导滞，清肠胃湿热，调理肠胃气机。主要治疗急慢性胃肠炎、消化不良、吐酸、胃溃疡、胃下垂、胃扩张、食道癌、高血压病、心悸、失眠、肝硬化、肝炎、吐血、虚劳、惊悸、面色萎黄、中风、忧思气积。按摩时将第2、3、4指并拢后按揉，或用手掌根按揉。

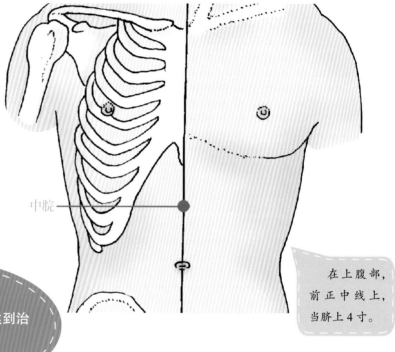

中脘

在上腹部，前正中线上，当脐上4寸。

一句话提醒
中脘配天枢穴，可以达到治疗脾胃疾病的最佳效果。

这样配穴有特效

中脘＋足三里、内关、公孙、胃俞，治慢性胃炎。

中脘＋膻中、期门，治呃逆（打嗝）。

贴心提示

按摩此穴可以治疗慢性胃炎。此类患者要养成良好的饮食习惯，节制饮食，定时定量，细嚼慢咽。宜选择清淡、易消化、有营养、无刺激性的食物，忌烟酒。

DIY 香菇牛肉粳米粥，可以健脾和胃、理气化痰。

Step1 香菇 100 克，粳米 100 克，牛肉 50 克，葱花、姜末、盐各适量。

Step2 香菇洗净，切成小块；牛肉煮熟，切成薄片备用。

Step3 将香菇、牛肉与粳米一起入锅，加水 1000 克，煮粥至熟，加入葱、姜、盐调味即成。

上脘——消化吸收有保障

上脘穴有温通胃腑、益气降逆、消食除胀之功效。主要治疗急慢性肠胃炎、胃痉挛、食道癌、胰腺炎、胸膜炎、腹膜炎、溃疡病、心绞痛、癫痫、头晕目眩、肾炎、慢性咽炎。按摩时将第2、3、4指并拢后按揉，或用手掌根按揉。

一句话提醒
上脘穴是调理饱食腹胀的经验要穴。

在上腹部，前正中线上，当脐上5寸。

上脘

这样配穴有特效

上脘 + 天枢、关门、胃俞、上巨虚，治腹痛。

上脘 + 巨阙、中脘、下脘、关元，治霍乱吐泻。

贴心提示

按摩此穴可以缓解腹痛，同时注意休息，保持心情舒畅。可少食多餐，勿过食生冷，勿暴饮暴食，忌食一切油腻、坚硬、辛辣之物。

DIY 萝卜丝豆腐汤，可以宽中下气、消食开胃、健脾壮骨。

Step1 萝卜500克，豆腐250克，虾皮10克，猪油75克，葱、姜、盐各适量。

Step2 将萝卜洗净去皮，切丝；取适量葱、姜切末。

Step3 锅置火上烧热，放入猪油，油热时，用葱姜末炝锅；随后加汤烧沸，下入萝卜丝和虾皮，并用盐调味，撇去浮沫。

Step4 将豆腐斩成长方块后下入锅内，约熬三五分钟即成。

巨阙——守护心脏保平安

巨阙穴可宁心安神，清心开窍，降逆和胃，清胃火，疏肝气。主要治疗心绞痛、风湿性心脏病、胸膜炎、慢性肝炎、癫痫、精神病、晕厥、哮喘、腹痛、呃逆、吐酸、健忘。按摩时将第 2、3、4 指并拢后按揉，或用手掌根按揉。

巨阙

在上腹部，前正中线上，当脐上 6 寸。

一句话提醒
巨阙配伍心俞穴可以养血益心。

这样配穴有特效

巨阙＋心俞、关元，治心悸怔忡。

巨阙＋筑宾，治狂易妄言。

贴心提示

　　按摩此穴对心悸患者有益。此类患者应做到生活有规律，保证一定的休息和睡眠，避免风、寒、湿、热等外邪侵袭，保持心情愉快，避免刺激。宜进食低脂、低盐食物，忌烟酒、浓茶。

DIY 桂圆莲子粥，可以益心安神、养心扶中。

Step1 桂圆肉 30 克，莲子 30 克，红枣 10 克，糯米 60 克，白糖适量。

Step2 桂圆肉用清水略冲洗；莲子去皮及心；红枣去核。

Step3 将桂圆肉、莲子、红枣与糯米同煮，武火烧沸后，改中火熬煮 40 分钟，加白糖即可食用。

鸠尾——消除疲劳好帮手

鸠尾穴有安心宁神、宽胸定喘、清热息风的作用。主要治疗心绞痛、心烦气短、支气管炎、支气管哮喘、肺气肿、癔症、癫痫、扁桃体炎、胃痉挛、膈肌痉挛、房劳。按摩时将第2、3、4指并拢后按揉，或用手掌根按揉。

鸠尾

在上腹部，前正中线上，当胸剑结合部下1寸。

一句话提醒

常按揉鸠尾穴可以缓解焦躁情绪。

这样配穴有特效

鸠尾＋少冲、商丘，治心寒。

鸠尾＋巨阙、心俞、肝俞、缺盆，治唾血。

贴心提示

按摩此穴可以缓解情绪焦躁、心情烦闷，饮食上应多吃含钙及含硒丰富的食物。

DIY 百合绿豆粥，可以润肺止咳、清心安神。

Step1 百合20克，绿豆50克，粳米60克，白糖适量。

Step2 绿豆去泥沙，洗净；百合、粳米洗净。

Step3 将百合、绿豆、粳米同入锅中，加适量水，武火煮沸，转文火炖熬成粥，加白糖即可食用。

中庭——呕吐腹胀按中庭

中庭穴有宽胸消胀、降逆止呕之功效。主要治疗呕吐、饮食不下、消化不良、小儿吐乳、食道狭窄、膈肌痉挛、贲门痉挛、咳嗽、哮喘、胸闷、胸痛、梅核气。按摩时用拇指指尖点、按、揉，或用手掌根按揉。

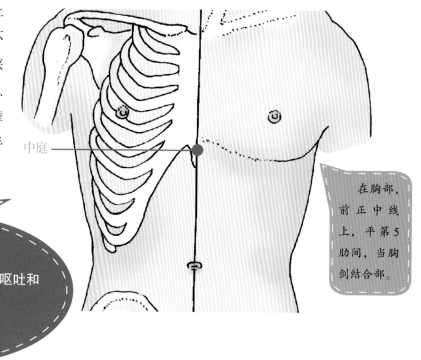

中庭

在胸部，前正中线上，平第5肋间，当胸剑结合部。

一句话提醒
中庭穴是治疗反胃、呕吐和小儿吐奶的经验要穴。

这样配穴有特效

中庭＋中府，治屡吐不止。

中庭＋紫宫、涌泉，治胸胁支满。

贴心提示

按摩此穴可以缓解呕吐症状。同时饮食宜清淡，可食用半流质或流质食物，如各类米粥或米汤。多喝水，以补充体液。忌生冷、辛辣、刺激性食物，忌烟酒、咖啡。

DIY 芦根粟米粥，可以清热生津、养阴和胃、降逆止呕。

Step1 鲜芦根60克，粟米50克，生姜汁、蜂蜜各适量。

Step2 将鲜芦根洗净，切碎，煎30分钟，取汁；粟米淘洗干净。

Step3 将锅置火上，放入芦根汁，下粟米，用文火煮，熬成粥并加入适量的生姜汁和蜂蜜，调匀服食。

膻中——胸闷气短莫慌张

膻中穴可宽胸理气，和胃降逆，平喘止咳。主要治疗支气管哮喘、支气管炎、短气不得息、肺结核、胸膜炎、心绞痛、冠心病、乳汁不足、乳腺炎、乳腺增生、肋间神经痛。按摩时用拇指指尖点、按、揉，或用手掌根按揉。

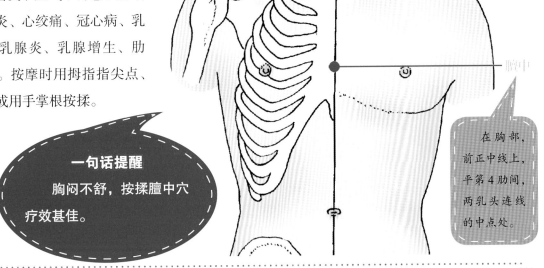

胸中

一句话提醒
胸闷不舒，按揉膻中穴疗效甚佳。

在胸部，前正中线上，平第4肋间，两乳头连线的中点处。

这样配穴有特效

膻中 + 中府、华盖、肺俞，治气喘。

膻中 + 少泽、合谷，治产后无乳。

贴心提示

按摩或艾灸此穴可以治疗乳汁不足，同时在饮食上要注意营养平衡，选择高蛋白质、高热量的饮食。宜食动植物蛋白（鱼、肉、蛋、奶、豆）和植物油，多喝鱼汤，多饮水、奶汁等。

DIY 蹄肚汤，可以养阴补虚、健胃厚肠、生乳益气。

Step1 猪蹄200克，猪肚100克，冬笋50克，水发木耳25克，葱、姜、盐、料酒各适量。

Step2 将猪蹄肉刮皮洗净，放沸水锅内汆尽血水，取出，再切成5厘米长、3.5厘米宽的厚肉片；将肚尖刮去油腻，片成厚片；冬笋切片；水发木耳一撕两瓣。

Step3 将砂锅放满清水，置武火上，将猪蹄肉、葱、姜放入煮沸，撇去浮沫；移文火上煨至猪蹄肉八成熟。

Step4 将肚片、冬笋片、木耳、料酒放入，继续煨至酥烂；加盐、姜、葱即成。

玉堂 ——支气管炎按玉堂

玉堂穴有宽胸止痛、平喘止咳、清咽利喉的功效。主要治疗急慢性支气管炎、支气管哮喘、肺气肿、胸膜炎、咳嗽、肋间神经痛、两乳肿痛。按摩时用拇指指尖点、按、揉，或用手掌根按揉。

一句话提醒
玉堂是慢性支气管哮喘的治疗要穴。

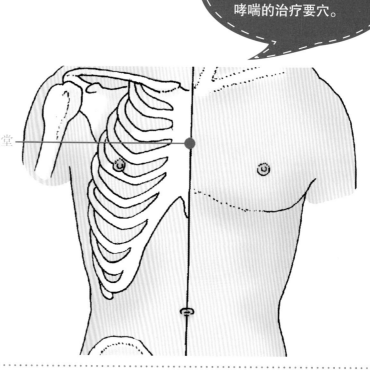

玉堂

在胸部，前正中线上，平第3肋间。

这样配穴有特效

玉堂＋紫宫、太溪，治心烦。

贴心提示

按摩此穴可以治疗慢性支气管炎，同时饮食宜清淡，忌食海腥、油腻、辛辣、刺激性食物，菜肴调味也不宜过咸、过甜，冷热要适度。

DIY百合糖柚，可以消痰下气、止咳平喘。

Step1 柚子1个，百合125克，白糖250克。

Step2 柚子除去肉瓣，留皮备用。

Step3 将柚子皮放锅中，加入百合、白糖，加水600毫升，煎2～3小时，取药液，去渣即成。

紫宫——饮食不下配中庭

紫宫穴有宽胸理气、止咳平喘之功效。主要治疗咳嗽、气喘、肺结核、肺癌、胸膜炎、乳腺炎、呕吐、饮食不下、咽喉肿痛、心烦、吐血。按摩时用拇指指尖点、按、揉，或用手掌根按揉。

在胸部，前正中线上，平第 2 肋间。

紫宫

一句话提醒

治疗吐血证，以紫宫配伍肝俞穴疗效良好。

这样配穴有特效

紫宫 + 中庭、胆俞，治饮食不下。

紫宫 + 肝俞、石门，治吐血。

贴心提示

按摩此穴可以治疗饮食不下，同时宜食清淡、易消化的食物，忌食一切生冷、性寒或辛辣刺激的食物。

DIY 消滞饮，可以健脾行气、开胃消滞。

Step1 鲜山楂 20 克，鲜萝卜 30 克，鲜青橘皮 6 克，冰糖适量。

Step2 将山楂、萝卜、青橘皮洗净切丝，加水适量，用武火煮开后，改用文火煮 30 分钟，弃渣取汁。

Step3 将冰糖加入到煮好的汁液中，煮沸即成。

华盖 ——胸闷气短配膻中

华盖穴可宣肺止咳，宽胸理气，清咽利喉。主要治疗急慢性支气管炎、支气管哮喘、咳嗽、气喘、短气不得息、胸痛、咽喉肿痛。按摩时用拇指指尖点、按、揉，或用手掌根按揉。

> 在胸部，前正中线上，平第 1 肋间。

华盖

> **一句话提醒**
> 华盖配伍天突穴，能有效缓解哮喘疾病。

这样配穴有特效

华盖＋膻中，治气短。

华盖＋膻中、身柱、天突，治咳嗽。

贴心提示

按摩此穴可以缓解咳嗽，同时忌食生冷、辛辣、油炸食物，忌鱼腥虾蟹，宜食清淡并少盐少糖的食物。

DIY 枇杷粥，可以润肺止渴、止咳下气。

Step1 枇杷 6 枚，西米 50 克，白糖适量。

Step2 枇杷去核，西米浸透。

Step3 清水上锅烧开，将枇杷、西米和白糖放入开水锅里，熬煮成粥即可食用。

璇玑——缓解咽肿与喉痹

璇玑穴可宽胸利肺，止咳平喘，降逆止呕。主要治疗支气管哮喘、咳嗽、胸痛、气急喘促、咽喉肿痛、水浆不下、小儿喉中鸣。按摩时用拇指指尖点、按、揉，或用手掌根按揉。

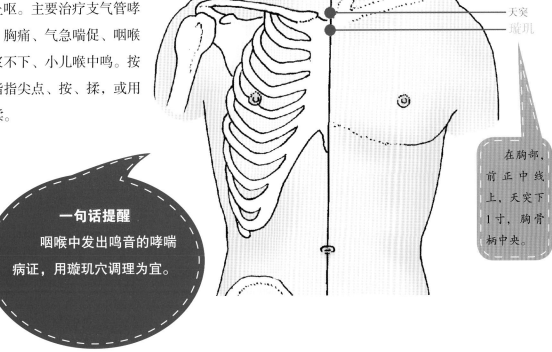

天突
璇玑

在胸部，前正中线上，天突下1寸，胸骨柄中央。

一句话提醒
咽喉中发出鸣音的哮喘病证，用璇玑穴调理为宜。

这样配穴有特效

璇玑＋天突、风府、照海，治咽肿。

璇玑＋肺俞、膻中，治哮喘。

贴心提示

按摩此穴可以治疗咽喉肿痛，同时饮食宜清淡，多吃水果和蔬菜，以补充维生素。忌生冷、辛辣、油炸食物。

DIY 橄榄粥，可以生津止渴、清肺利咽。

Step1 橄榄肉 10 个，白萝卜 1 个，粳米 100 克，白糖适量。

Step2 将橄榄肉、洗净的白萝卜分别切成米粒状。

Step3 粳米洗净，放入开水锅中煮沸，再加入橄榄肉、白萝卜和白糖，转文火熬成粥即成。

天突——陈年哮喘求天突

天突穴可宣肺肃降，清热化痰，理气降逆。主要治疗急慢性支气管炎、支气管哮喘、咳嗽、扁桃体炎、咽喉肿痛、失语、呃逆、食管痉挛、甲状腺肿大、梅核气。按摩时用拇指指尖点、按、揉。

一句话提醒
此穴是平喘的经验要穴。

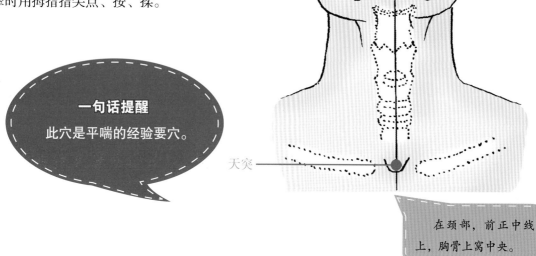

天突

在颈部，前正中线上，胸骨上窝中央。

这样配穴有特效

天突＋华盖，治暴喘。

天突＋膻中、膏肓、肺俞，治肺痈。

贴心提示

按摩此穴对哮喘患者有帮助。此类患者应避免剧烈运动和情绪过于激动，忌食生冷、油腻、辛辣刺激性食物，宜食清淡、富含营养和维生素的食物。

DIY 杏仁牛奶粥，可以泻肺平喘、止咳化痰。

Step1 杏仁 10 克，桑白皮 10 克，生姜 10 克，大枣 6 粒，牛奶 250 毫升，粳米 100 克。

Step2 杏仁浸泡后去皮尖，细研，放入牛奶中搅和，滤取汁备用。

Step3 桑白皮、生姜、大枣水煎去渣取汁，下粳米，文火煮粥。

Step4 至粥熟时，放入牛奶杏仁汁，搅匀，再烧沸即成。